三明医改百问

国家卫生健康委体制改革司
三明市深化医药卫生体制改革领导小组　编著

人民卫生出版社
·北京·

图书在版编目（CIP）数据

三明医改百问 / 国家卫生健康委体制改革司，三明市
深化医药卫生体制改革领导小组编著. -- 北京 ：人民
卫生出版社，2025. 1（2025. 3 重印）. -- ISBN 978-7-117
-37638-9

Ⅰ. R199.2-44

中国国家版本馆 CIP 数据核字第 20251WY192 号

人卫智网	www.ipmph.com	医学教育、学术、考试、健康，
		购书智慧智能综合服务平台
人卫官网	www.pmph.com	人卫官方资讯发布平台

三明医改百问

Sanming Yigai Baiwen

编　　著：国家卫生健康委体制改革司
　　　　　三明市深化医药卫生体制改革领导小组
出版发行：人民卫生出版社（中继线 010-59780011）
地　　址：北京市朝阳区潘家园南里 19 号
邮　　编：100021
E - mail：pmph @ pmph.com
购书热线：010-59787592　010-59787584　010-65264830
印　　刷：北京盛通印刷股份有限公司
经　　销：新华书店
开　　本：710×1000　1/16　印张：14
字　　数：144 千字
版　　次：2025 年 1 月第 1 版
印　　次：2025 年 3 月第 3 次印刷
标准书号：ISBN 978-7-117-37638-9
定　　价：49.00 元

打击盗版举报电话：010-59787491　E-mail：WQ @ pmph.com
质量问题联系电话：010-59787234　E-mail：zhiliang @ pmph.com
数字融合服务电话：4001118166　　E-mail：zengzhi @ pmph.com

前　言

　　党的十八大以来，全国各地紧紧围绕解决群众看病就医问题，持续深化医药卫生体制改革，涌现出以三明市为代表的改革先进地区，形成了一整套较为系统的"三明医改经验"。2021年3月23日，习近平总书记到福建省三明市沙县总医院实地调研医改工作时强调：**人民健康是社会主义现代化的重要标志，健康是1，其他是后面的0，没有1，再多的0也没有意义。三明医改体现了人民至上、敢为人先，其经验值得各地因地制宜借鉴。要继续深化医药卫生体制改革，均衡布局优质医疗资源，改善基层基础设施条件，为人民健康提供可靠保障。**刘国中副总理先后2次到三明调研，2023年11月21日他实地调研三明医改时强调：**各地区各部门要因地制宜、创造性地学习借鉴三明医改经验，不断扩大医改成效，让更多群众享受改革成果。**为系统、全面地总结三明市深化医改的做法和成熟经验，供各地因地制宜学习借鉴，掌握具体的改革方法和改革路径，国家卫生健康委体制改革司结合前期推广工作情况，梳理相关需求清单，会同三明市深化医药卫生体制改革领导小组编写了《三明医改百问》，阐明三明医改的内在逻辑和具体举措。

　　2012年以来，三明市坚持人民至上，深入贯彻落实习近平总书记以人民为中心的发展思想,市委、市政府以坚强的改革决心和信心,敢为人先、勇于创新,建立高效有力的医药卫生体制改革决策和执行机制,组建了一支有情怀、敢担当、善作为的医改团队,推动"三医联动"改革,促进医疗、医保、医药协同发展和治理。从破除"以药养医"入手,率先实施药品和耗材采购改革、取消药品耗材加成政策、整合市县两级"三保"(城镇职工基本医疗保险、城镇居民基本医疗保险、新型农村合作医疗)基金管理机构,系统开展公立医院改革,动态调整医疗服务价格;组建总医院(三明市从 2017 年起在每个县组建一个总医院,属于紧密型县域医共体),实行按疾病诊断相关分组(C-DRG)收付费改革,实施医保基金总额包干,探索按健康绩效取酬的薪酬制度改革,推进全民健康管理,使得人民群众成为医改的最大受益者,较好实现了公立医院回归公益性质、医生回归看病角色、药品回归治病功能的目标,推动公立医院从"以治病为中心"向"以健康为中心"转变的高质量发展。总的来看,通过持续深化医改,走出了一条符合三明实际的医改之路。

为最大程度展现三明医改的价值取向、改革精神、改革路径、制度设计,我们在编写《三明医改百问》中坚持三个原则:一是坚持问题导向和目标导向相结合。既围绕贯彻落实党的二十届三中全会关于深化医药卫生体制改革的部署,又结合当前改革工作推进的重点难点,回应各地党委、政府和有关责任部门等改革实践者最关切的问题。二是坚持统述和分述相结合。既考虑改革目标和体制机制建设的统筹安排,又结合具体工作任务和改革举措的推进次序,排布相关问题。三是坚持定性与定量相结合。对具体的改革路径、经验做法等采取定性说明,对改革成效、政策效果等相关指标采取定量分析,客观展示三明医改的生动实践。

结合三明医改的具体实践探索,《三明医改百问》共设置五章:第一章为概论,介绍三明医改整体改革路径、主要经验等。第二章为医疗、医保、医药协同发展和治理,重点阐述三明市在体制机制、政策举措等方面是如何实现协同联动的。第三章为深化以公益性为导向的公立医院改革,阐述三明市在投入保障、价格调整、人事编制、薪酬优化等重点领域采取的改革举措。第四章为完善医疗卫生服务体系,重点阐述三明市在提升医疗服务能力、建设分级诊疗体系、组建紧密型医联体、强基层、强中医以及创新服务模式等方面采取的改革举措。第五章为全民健康管理,重点阐述三明市在推进社会共治、医防协同、医防融合和慢性病管理等方面的具体探索实践。

希望各地认真学习领会三明医改“人民至上、敢为人先”的精神实质,牢牢把握三明持续深化改革的内在逻辑,积极学习借鉴三明医改行之有效的具体做法,坚持问题导向、目标导向、结果导向,持续深化医药卫生体制改革,推动卫生健康事业高质量发展,不断增强人民群众的获得感、幸福感和安全感,进一步筑牢中国式现代化的健康根基。

国家卫生健康委体制改革司
三明市深化医药卫生体制改革领导小组
2025 年 1 月

目 录

第一章

概论

三明医改如何把
党中央、国务院决策部署转化为地方实践?

答:三明医改落实"三个始终",推动党中央、国务院决策部署在三明落地见效、开花结果。

(1) **始终将习近平新时代中国特色社会主义思想作为改革的根本遵循。**自2012年以来,三明市始终以习近平新时代中国特色社会主义思想为指导,历届市委、市政府始终不折不扣贯彻落实习近平总书记关于深化医药卫生体制改革的重要讲话和重要指示批示精神,特别是按照习近平总书记4次听取三明医改工作汇报后作出的重要指示,不断深化改革探索,牢记习近平总书记2021年3月23日到三明市调研医改时的重要嘱托,将新时代党的卫生与健康工作方针贯穿改革始终,一任接着一任干,一年连着一年做,一项接着一项改,强化激励与约束,坚持走小步、不停步,不走回头路,推动医改向纵深发展。

(2) **始终坚持和运用辩证唯物主义世界观和方法论。**三明医改始终牢牢把握习近平新时代中国特色社会主义思想的世界观和方法论,运用贯穿其中的立场观点方法,坚持人民至上、自信自立、守正创新、问题导向、系统观念、胸怀天下,既敢为人先,又实事求是,事不避难,自觉挑最重的担子、啃最硬的骨头、解最难的问题,抓主要矛盾,先立后破,边立边破,构建了相互联系、内在统一的改革推进机制,深化了以公益性为导向的公立医院改革,推动了"三医"(医疗、医保、医药)协同发展和治理,不断焕发改革的生机与活力。

(3) **始终坚持以改革促发展。** 三明市紧密结合现实发展状况,统筹和规划全地区、全领域、长期性的改革探索,通过落实政府办医责任、推进医保基金打包、医保支付方式改革、医疗服务价格调整、薪酬制度改革和加强监管,凝聚各方力量,平衡各方利益,调动改革发展的积极性;通过紧密型县域医共体建设,推动解决医疗资源分布不平衡、发展不充分的问题,缩小城乡医疗卫生资源差距,推进全民健康管理,为人民群众提供更加公平、更高质量、更有效率、更加安全、更可持续的医疗卫生服务,更好地满足群众对美好生活的向往。

2.

三明医改
经历了哪些阶段？

答：从开始改革到现在，三明医改大致经历了三个阶段。

（1）**治混乱、堵浪费阶段。** 自 2012 年起，三明市以治理药品流通领域乱象破题，对重点药品进行监控，取消药品耗材加成、实行药品耗材联合限价采购、治理流通领域药价虚高、规范医疗行为等，坚决切断药品耗材流通利益链条（图 1-1）。

（2）**建章程、立制度阶段。** 自 2013 年起，三明市通过打破医保管理"九龙治水"、公立医院"以药养医"机制、医务人员按一般事业单位人员管理等条条框框，理顺政府管理体制，推出"三医联动""两票制""年薪制"等改革举措，构建改革制度框架（图 1-2）。

（3）**看好病、大健康阶段。** 自 2016 年至今，三明市围绕人民健康"有人管""愿意管""管得好""管到位"的目标，探索改革新路径，在各县域组建总医院，采取医保基金总额打包、C-DRG 收付费、全员岗位年薪制等有效措施，努力让人民群众少得病、晚得病、尽量不得大病（图 1-3）。

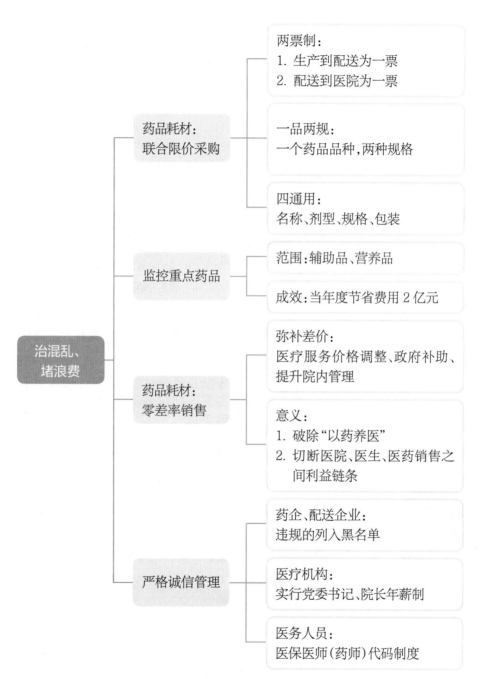

图1-1　三明医改在治混乱、堵浪费阶段的主要措施图

```
                              ┌─────────────────────────────┐
                              │ 归口管理：                   │
                              │ "三医"涉及部门由一位市政      │
                              │ 府负责同志统一分管            │
                              └─────────────────────────────┘

                              ┌──────────────┐      ┌──────────────────────────┐
                              │ 三保合一：    │      │ 1. 城乡居民"六统一"：缴费标 │
                              │ 城镇职工医保、 │──────│    准、经办服务、参保范围、待 │
            ┌──────────┐      │ 城镇居民医保和 │      │    遇水平、基金和信息管理；  │
            │ 改革体制  │──────│ 新农合        │      │ 2. 医保"三统一"：诊疗目录、  │
            │ 机制      │      └──────────────┘      │    用药目录、服务标准        │
            └──────────┘                             └──────────────────────────┘

                              ┌──────────────┐      ┌──────────────────────────┐
                              │ 招采合一：医保 │      │ 1. 切断药品供应商与医院利益 │
                              │ 中心统一采购、 │──────│    链条；                  │
                              │ 结算          │      │ 2. 解决医保机构、供应商、医  │
                              └──────────────┘      │    院三角债                │
                                                     └──────────────────────────┘

┌────────┐                    ┌──────────┐      ┌──────────────────────────────┐
│ 建章程、│                    │ 总量控制  │──────│ 依据压降药品耗材腾出"空间"、医保 │
│ 立制度  │                    └──────────┘      │ 结余等情况,控制医疗服务价格调整  │
└────────┘                                        │ 总量                         │
                                                  └──────────────────────────────┘

                              ┌──────────┐      ┌──────────────────────────────┐
                              │ 多方受益  │──────│ 压降药品耗材的"空间":80%用于    │
                              └──────────┘      │ 提高医疗服务价格,20%直接让利    │
                                                  │ 群众                         │
                                                  └──────────────────────────────┘

                              ┌──────────┐      ┌──────────────────────────────┐
                              │ 适度差级  │──────│ 收费标准差异化:根据医院等级、服 │
                              └──────────┘      │ 务标准、技术水平               │
                                                  └──────────────────────────────┘

            ┌──────────┐      ┌──────────┐      ┌──────────────────────────────┐
            │ 理顺医疗  │──────│ 优化结构  │──────│ 医药总收入结构趋向:医疗服务收入: │
            │ 服务价格  │      └──────────┘      │ 药品耗材收入:检查检验收入达     │
            └──────────┘                         │ 5:3:2                        │
                                                  └──────────────────────────────┘

                              ┌──────────┐      ┌──────────────────────────────┐
                              │ 普遍原则  │──────│ 个别医院有,多数医院没有的项目:暂 │
                              └──────────┘      │ 不调价;上下级医院都有的项目:进行 │
                                                  │ 调价                         │
                                                  └──────────────────────────────┘

                              ┌──────────┐      ┌──────────────────────────────┐
                              │ 逐步到位  │──────│ 科学测算,逐步调整               │
                              └──────────┘      └──────────────────────────────┘

                              ┌──────────┐      ┌──────────────────────────────┐
                              │ 医保跟进  │──────│ 与医保支付等其他改革相配套、相衔 │
                              └──────────┘      │ 接、相适应                     │
                                                  └──────────────────────────────┘
```

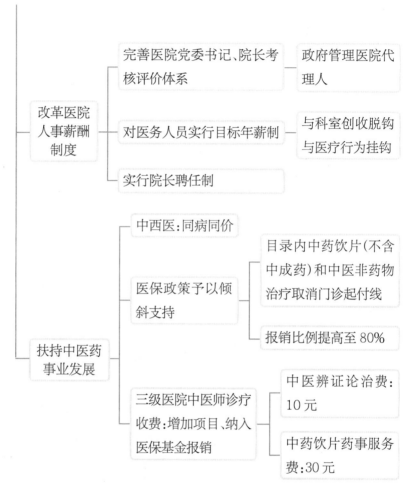

图 1-2 三明医改在建章程、立制度阶段的主要措施图

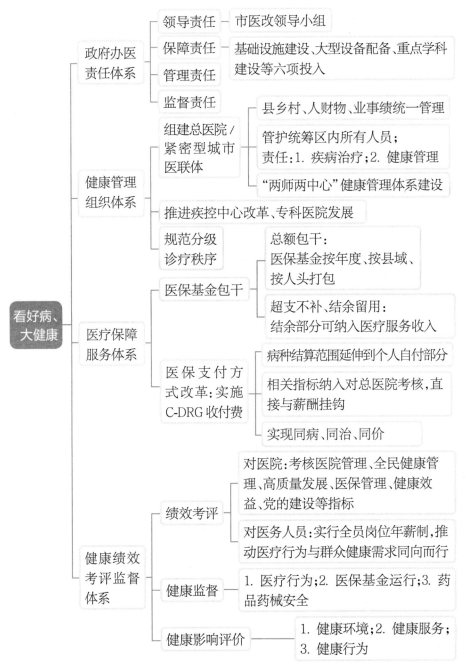

图 1-3 三明医改在看好病、大健康阶段的主要措施图

注："两师两中心"指健康管理医师、疾病管理师和健康管理中心、疾病管理中心。

3

三明医改的
核心经验是什么？

答：三明医改的探索实践中最核心的经验是各级党委、政府始终坚定不移把习近平总书记重要讲话和重要指示批示精神作为三明医改的根本遵循，始终坚持以人民为中心的发展思想，始终做到思想上和行动上的高度统一，主动作为、敢为人先，切实把党中央决策细化、实化为因地制宜的具体实践。具体来说，主要有 9 个方面经验。

（1）党委政府高位推动、敢为人先。三明市历任市委、市政府主要负责同志亲自抓医改，旗帜鲜明地持续推进、不断深化改革，明确医疗、医保、医药等职能部门由一位市政府负责同志统一分管，成立三明市深化医药卫生体制改革领导小组（以下简称"医改领导小组"），建立高效有力的医改领导体制和工作推进机制，推动全市"一盘棋""齐步走"。在改革过程中，三明坚持事不避难，勇于改革创新，敢于较真碰硬，绵绵用力、久久为功，始终以"钉钉子精神"抓改革落实。

（2）建立高效的医改决策和执行机制。市委、市政府对医改方向、原则进行定向把关,充分信任、充分支持、充分授权医改领导小组和医改团队,赋予其决策和执行职能。医改领导小组坚持问题导向、结果导向、目标导向,直面具体问题,毫不犹豫去攻坚克难,细化论证各个环节,研究制定相关政策。各职能部门充分沟通协商,全程参与、全力以赴,心往一处想、劲往一处使,凝聚出最大改革合力。

(3)促进"三医"协同发展和治理。注重医改的系统性、整体性、协同性,始终坚持"三医"改革政策同步设计,坚持"腾空间、调结构、保衔接"的基本路径,先是通过挤压药品耗材价格虚高"水分",推动药品耗材"量价"齐降,把握好调价的"窗口期",同步调整医疗服务项目价格,并与医保报销政策相衔接,形成"三医联动"综合政策效应,促进医疗机构回归公益性。

(4)建立稳定的投入保障机制。建立健全与社会经济发展水平相适应的财政投入保障机制,落实公立医院基本建设、设备购置和重点学科发展等六项投入政策,承担公立医院历史合规债务,对医院党委书记、院长、总会计师实行年薪制,年薪由同级财政根据考核结果全额承担,使公立医院公益性得以发挥,"轻装上阵"服务群众。

(5)推动医改不断进取迭代升级。从率先取消药品耗材加成、治理虚高药价、推动公立医院综合改革,到理顺医保管理体制、启动薪酬制度改革,再到组建总医院、推进医保支付方式改革、探索建立全民健康促进机制,始终持续用力,扩展延伸,且动态调整,形成了一套比较完整、系统的政策体系和制度框架。

(6)发挥价格和支付方式杠杆作用。对紧密型县域医共体实行"总额包干、超支不补、结余留用"的激励约束机制,将医保控费的外在压力转化为医院降本增效的内生动力,让医疗机构成为全民健康的主动管理者,促进医务人员的价值取向与老百姓的健康需求同向而行,努力让人民群众少得病、晚得病、尽量不得大病。同时,实行 C-DRG 收付费,群众住院看病"同病、同治、同质、同价",推动医院收入模式和行为转变,有效减轻患者负担。

(7)改革完善编制和人事薪酬制度。打破公益一类、二类编制管理使用界限,优化医疗机构职称结构,打通医务人员双向流动的"最后一公里",充分调动医务人员的积极性。打破医务人员收入与科室收入挂钩的分配模式,合理增加公立医院薪酬总量,探索实施按健康绩效取酬的全员岗位年薪制,合理确定内部薪酬结构,促进医务人员更加关注医疗服务质量和健康管理结果,更好地体现医务人员岗位职责和技术劳动价值。

(8)实施全民健康管理。始终把以人民健康为中心作为深化医改的出发点和落脚点,整合县、乡、村三级公立医疗卫生机构,组建总医院,对全市医疗卫生体系进行系统重构,形成了利益共享、责任共担的共同体,促进医疗资源和服务下沉,并以此为基础,在医疗卫生机构设置健康管理中心和疾病管理中心,培养健康管理医师和疾病管理师,构建"院前健康管理、院中诊断治疗、院后疾病管理"的全过程医疗服务模式。

(9)培养一支有情怀、敢担当、善作为的医改团队。围绕改革重点任务,从党委政府办公室、卫生健康、医保、编办、财政、市场监管、人社、审计、公立医院等单位遴选精干力量,投身三明医改。同时,强化激励约束,建立改革创新容错纠错和正向激励机制。根据改革进程及人员流转情况,持续做好医改团队的人才"传帮带"和人员补充工作,通过改革实践历练干部、成长干部,打造一支相对稳定、敢于碰硬、敢于破难的医改"尖兵队伍"。

4.

三明市在营造良好
医改氛围上有哪些举措？

答：为积极营造全社会支持医改、推进医改的良好氛围，三明市主要采取四个方面措施。

（1）加强干部队伍的医改学习和培训。三明市委理论学习中心组多次组织以"学医改、懂医改"为主题的学习会，并依托市委党校对各类干部进行医改轮训。每逢换届或领导干部较大批次新老更替时，就专门组织对新任干部进行医改培训，并采取闭卷考试的方式进行考核，考试不合格的干部不得分管医改。同时，要求县委书记、县长、分管副县长每年到市医改领导小组述职。三明市历任党政主要领导一直保持着下基层必问医改的作风，推动组建一支懂医改、会改革的干部队伍，督促层层宣传发动群众。

（2）做好医务人员宣传教育工作。三明市对公立医院每出台一项重大改革措施，无一例外地均提前对医务人员进行专门培训，以提高他们对改革的知晓率和认同度。要求医务人员做到既是治病者又是宣传员，正确引导群众了解和支持改革。比如结合院长年薪制，在年终考核期间，要求市医改团队成员到所有医院开展医改宣讲;举办分管副县长、医院党委书记、院长和医改宣讲员宣讲比赛,不断在医院内外营造浓厚的改革氛围。这些重要的改革由于有充分的舆论宣传,得到了群众支持,从而得以顺利推进。

(3) 树立竞先争优的干事创业环境。2019年9月,三明市委、市政府印发《关于奖励全市医改突出贡献集体和个人的决定》(明委〔2019〕36号);2021年10月,三明市委、市政府印发《关于对"十三五"期间医改工作表现突出的集体和个人给予奖励的决定》(明委〔2021〕114号),对在医改工作中做出突出贡献的集体和个人给予记功或嘉奖,并作为职务、职级晋升重要参考指标,营造人人争当医改先进的良好改革环境。

(4) 充分发挥各类活动的宣传引导作用。三明市充分利用国际护士节、中国医师节等节假日,举行宣传慰问活动,营造尊医重卫的良好社会氛围,凝聚更大支持合力。三明市以全国深化医药卫生体制改革经验推广基地(以下简称"全国深化医改经验推广基地")为依托,举办并承办医改培训班,大批量培训全国各地各类人员,进一步提高三明医改的影响力。同时,在国家卫生健康委等部委和福建省委、省政府的支持下,三明医改在各类媒介渠道大力宣传,提高了人民群众对三明医改的知晓率和认同度。

5

三明市如何评价
自身医改取得的成效?

答:三明市于2012年启动了实质性改革探索,通过不懈努力,以较少的卫生资源,实现了较高的健康效益,走出了一条符合三明实际的医改之路,人民群众获得感、幸福感、安全感持续提高。2020—2023年,三明市公立医院出院患者满意度、职工满意度均居福建省前列,其中2023年出院患者、职工满意度均位居全省第一。

(1) **从人民健康水平来看**,2023年三明市人均预期寿命达到80.19岁,比2010年提高了4.89岁,高于全国78.6岁和福建省79.1岁的平均水平。

(2) **从减轻群众看病就医负担来看**,城镇职工医保的住院患者实际报销比例从2011年的72.26%提高到2023年的76.09%,城乡居民医保的住院患者实际报销比例由46.25%提高到67.93%(图1-4)。

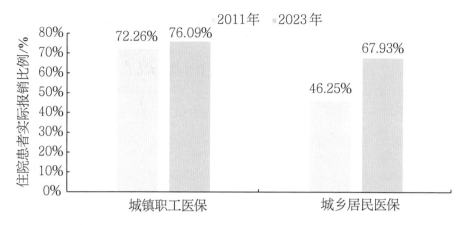

图 1-4　2011 年、2023 年三明市城镇职工、城乡居民医保报销情况

（3）从医务人员薪酬待遇保障来看，人员经费占费用总额的比重由改革前 2011 年的 25.15% 提高到 2023 年的 47.85%，医生平均年薪由 5.65 万元增加到 19.56 万元（图 1-5）。

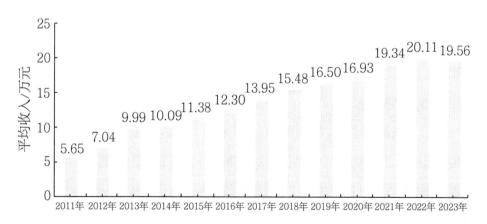

图 1-5　2011—2023 年三明市二级及以上公立医院医生平均年薪情况图

（4）**从推进公立医院高质量发展来看**,2014 年三明市 22 家
县级以上医院财务首次实现全部正结余以来,医院财务运行平
稳有序,累计医疗盈余 10.53 亿元,公立医院保持平稳发展势
头。同时,三明市公立医院收入结构日趋优化,全市公立医院"医
疗服务、药品耗材、检查化验"的收入结构,从改革前 2011 年的
18.4∶60.1∶21.5 优化为 2023 年的 46.1∶29.8∶24.1(图 1-6)。

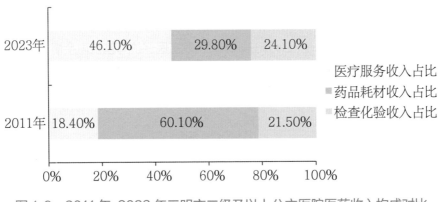

图 1-6 2011 年、2023 年三明市二级及以上公立医院医药收入构成对比

（5）**从保障可持续来看**,2012—2023 年,虽然全市城镇职工医
保赡养比逐年下降,但在城镇职工医保省级统筹调剂(2019 年开始
福建省设立省级风险调剂金)支持下,全市城镇职工医保统筹基金
保持盈余(图 1-7)。

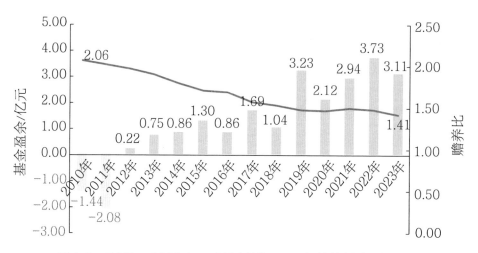

图 1-7　2010—2023 年三明市城镇职工医保统筹基金盈余情况

6.

三明市如何发挥全国
深化医改经验推广基地作用？

答：2021年，原国务院医改领导小组秘书处认定三明市为首个全国深化医改经验推广基地，为进一步发挥推广基地的作用，加快推广三明医改经验，重点从两个层面抓好推广工作。

（1）国家层面。一是持续加强政策支持，国务院办公厅对三明市予以深化医药卫生体制改革真抓实干督查激励，原国务院医改领导小组、国家卫生健康委、国家医保局、国家药监局等部门均印发相关文件，从政策上明确支持推广三明医改经验。二是持续加强项目支持，财政部和国家卫生健康委支持三明成功申报"中央财政支持公立医院改革与高质量发展示范项目（第一批）"，推进三明市提升服务能力和信息化水平，推动公立医院改革与高质量发展。三是持续加强宣传引导，开展系列新闻发布会、深化医改学术研讨会、高峰论坛等活动，不断提高推广基地的影响力。

（2）省级层面。福建省医改领导小组出台《关于进一步支持三明市深化医药卫生体制改革的意见》，支持三明市建设全国深化医改经验推广基地，充分利用红军医院等红色资源优势，丰富和拓展基地建设内涵,传承红色基因,坚定理想信念,塑造医术精湛、医德高尚、医风严谨的行业风范。积极发挥基地的平台作用,鼓励省有关部门和其他市(县、区)在三明举办医改现场培训,采取多种方式宣传解读医改政策、传授实践经验,促进互学互鉴。

(3)三明层面。一是强化保障工作,三明市专门印发《关于进一步规范医改考察团接待工作的通知》,在接待原则、考察安排、组织保障等方面进行细化,并依托三明市委党校、综合培训中心,为各地来三明市考察和举办医改培训班,提供全方位保障服务。二是组建培训团队。根据各地培训需求,组建一支由40余名国家、省和三明市级专家组成的授课团队。其中,市级现有师资27名,涉及政府行政部门、医院管理部门等。三是丰富课程设置,采取理论授课与实地考察相结合的方式,设置涵盖政府管理体制改革、"三医"协同发展和治理、医共体建设、薪酬制度改革、医保支付方式改革、全民健康保障体系构建等专项课程;编印《三明医改操作手册》等,系统地梳理三明医改的主要做法,供各地参阅;培育包括三明市第一医院生态新城院区、三明市沙县区总医院等55个现场教学点。此外,规划建设三明医改展览厅,讲好三明医改故事,提高医改培训实效。

第二章

医疗、医保、医药协同发展和治理

三明市为什么提出
必须由党委、政府主导医改？

答：医疗卫生事业的公益性、医改的重要性、改革的系统性等因素，都决定必须由党委政府主导医改。

（1）**医疗卫生事业的公益性决定必须由党委、政府主导。**习近平总书记指出：无论社会发展到什么程度，都要毫不动摇把公益性写在医疗卫生事业的旗帜上。医改就是要通过体制机制改革，维护和保障医疗卫生事业的公益性，其难度不亚于一场革命。改的是机制体制，动的是既得利益，不真刀真枪干是不行的。由于各方利益诉求不同，矛盾纵横交错，牵一发而动全身，在这之中，只有党委、政府主导改革才能站稳人民立场，最大限度维护群众利益，得到各方的认同和支持，取得多方利益的最大公约数，维护好医疗卫生事业的公益性。

（2）**医改的重要性决定必须由党委、政府主导。**人民健康是社会主义现代化的重要标志，这是人民幸福生活的基础。而医改是关系到亿万人民健康和福祉的重大民生工程，也是建设社会主义现代化强国的重要动力。深化医改就是要巩固和完善中国特色基本医疗卫生制度,解决好群众看病就医和预防保健问题。只有通过党委、政府主导,才能推动基本医疗卫生制度更加公平有效,用制度保障人民健康福祉,在推进共同富裕进程中更好地满足群众对高品质健康生活的期盼。

(3) **改革的系统性决定必须由党委、政府主导。**医药卫生体制改革涉及医疗、医保、医药等诸多领域,以及党委政府、职能部门、医院、市场(药企、药商和医药代表)、医生、人民群众等不同群体,仅靠一个领域、一个部门或一家机构进行改革,难以取得整体成效。只有党委、政府主导,整合各方面的力量,推动各部门协同配合,调动各方面的积极性,科学设计改革路径、方案、措施,并通过党委、政府强力推动,才能全面推进改革。

综上,只有各级党委、政府主导改革,以敢为人先、敢破敢立的担当精神,直面问题,亲力亲为,扑下身子抓改革,才能更好地把握全局和掌握内在规律,推动改革取得实实在在的成效。

8

三明市"一把手"
抓改革体现在哪些方面？

答：为有力推动医改工作取得实效，三明市始终坚持"一把手"抓改革，主要体现在"四个注重"。

（1）**注重把握方向。**习近平总书记强调，"只要路走对了，就不怕遥远"。党的十八大以来，习近平总书记在中央全面深化改革委员会（中央全面深化改革领导小组）会议和全国卫生与健康大会上关于医改的重要讲话，为医改工作指明了方向；福建省委、省政府主要领导对三明医改的一系列调研指导、专题讲话和专项指示，为推进医改标明了前进路线；三明市委、市政府主要领导始终对标中央精神，贯彻省委、省政府部署，亲力亲为抓医改，为三明医改保驾护航，确保医改沿着正确方向推进。

（2）**注重担当作为。**习近平总书记指出：改革是一场革命，改的是机制体制，动的是既得利益，不真刀真枪干是不行的。改革是一个既要敢于"破"又须善于"立"的过程。在医改起步之初，重点放在"破"上，三明市委、市政府历任主要领导敢于担当责任，涉及医改的重大决策事项，在认真听取、详细研究市医改领导小组提出的意见后,充分授权市医改领导小组大胆决策,从实际出发大胆试、大胆闯,打破旧的条条框框。与此同时,重点在"立"上下功夫,确立起医改的"四梁八柱",科学、系统制定各项政策举措,确保各项举措立得住、落得实,促进改革红利转化为人民群众卫生与健康的福利。

(3) **注重破解难题。**能不能有效解决问题是决定医改成效的关键。在整个改革过程中,三明医改团队承受着巨大压力,但市委、市政府历任主要领导敢于动真碰硬、攻坚克难,坚定不移地支持改革、推进改革。三明市委、市政府历任主要领导弘扬"四下基层"工作方法,下基层调研必看医改的点、必解医改的难。例如,针对群众反映"药价虚高、看病贵"的问题,敢于打破利益藩篱,开展药品耗材联合限价阳光采购;针对卫生行政管理"九龙治水"、协调多个部门难的问题,成立市医改领导小组,并充分授权、充分信任、充分支持;针对财政投入不足问题,持续不断加大财政投入,卫生健康支出占一般公共预算支出的比例从 2012 年的 8.16% 提高至 2023 年的 12.16%。

(4) **注重凝聚合力。**没有压力就形不成动力、聚不起合力。医改涉及多方利益调整,往前探索每一步都在蹚"深水区",而主要领导抓医改,最大优势就是能够统筹更多的资源、调动更多的力量集中攻坚。同时,通过重点抓"一把手"履职,兼顾激励与约束,传导压力、汇聚合力,强化正面宣传,加快形成人人支持医改、参与医改、推进医改的良好氛围,促进形成最广泛的改革力量,持续推进医改向纵深发展。

9

三明市如何建立强有力的改革领导体制和协作高效的议事决策机制？

答：为形成一致的改革目标，解决多个部门协调难的问题，三明市建立了强有力的医改领导体制和议事决策机制，主要体现在"三个一"。

（1）一位市政府负责同志分管。三明市秉持系统集成理念，打破多头管理局面，把涉及"三医"的卫生健康、医保、市场监管等主要职能部门归口一位市政府负责同志管理，强化对部门之间的沟通协调统筹调度。

（2）一个小组议事决策。2012年1月，三明市成立深化医药卫生体制改革领导小组，成员包括市委编办、发改、财政、人社、卫生健康、药监等医改相关的15个部门。三明市委、市政府对医改方向、原则进行把关确认，对市医改领导小组和医改团队充分信任、充分支持、充分授权，绝大多数医改政策方案制定、落实推广、监督执行均由市医改领导小组负责，无须提交市委常委会、市政府常务会研究，起到总枢纽和总调度的作用。

（3）一条心抓改革探索。在市委、市政府充分授权下，市医改领导小组建立民主高效的议事决策机制，卫生健康、医保、财政、市委编办、人社、市场监管等部门共识共为，通过市医改领导小组议事决策机制平台充分发表意见、充分沟通协商，心往一处想、劲往一处使，产生了巨大的凝聚力，也激发了各成员部门的积极性和创新力，齐心协力将三明医改不断向前推进。

10.

三明市在推进医改过程中
如何做到容错与激励并重？

答：为鼓励党员干部勇于干事创业，担当作为，全力推进医改的实践探索，三明市建立了正向激励和反向约束机制。

（1）**坚持正向激励。**坚持实事求是、客观公正、综合评价、注重实绩、奖优罚劣、依法依规的原则，以深化医改考核考评结果为主要依据，充分运用平时考核、专项考核、一线考核成果，对在改革创新等专项工作中受到有关部委或省委、省政府或市委、市政府表彰的干部，或在专项考核中表现突出的干部，同等条件优先使用或列为重点培养对象。

（2）**坚持容错纠错。**坚持尊重实干、鼓励创新，实事求是、区别对待，依法依规、宽容失误。正确区分"错"与"违纪"的标准，一是看动机，是因为客观条件造成的错误，还是主观故意；二是看程序，是否经过科学民主决策，是否经过调研论证和风险评估；三是看政策，是否符合国家改革方向，是否有党纪国法明令禁止；四是看后果，有无造成不可挽回的后果，容为公之失、探索性失误，不赦为私之罪，谨防容错过度。对在改革创新、攻坚克难中，有经过民主决策但出现失误,尚未造成重大责任事故和重大群体性事件等恶劣影响,没有为自己、他人和单位谋取私利的,党委(党组)应坚持实事求是、区别对待,根据问题性质和情节轻重,依法依规对其免于追究责任或予以从轻、减轻处理。

(3) **坚持反向约束。**对医改部署"不冷不热、不急不忙、不疼不痒"的干部给予坚决问责,对医改工作研究不深、推动不力的分管领导及时调整分工,树立允许改革有失误、但不允许不改革的鲜明导向。

三明市采取哪些措施
强化对公立医院运行数据的分析和运用？

答：为发挥数据支撑作用，辅助政府决策，三明市重点从以下四个方面强化对公立医院运行数据的分析和运用。

（1）**医保部门每月对医保基金运行情况进行分析。**三明市医保局牵头动态监控医保基金收入支出的增长趋势和变化情况；定期监测住院率、次均住院费用、住院人次、县级及以上定点医疗机构和统筹区内民营医疗机构运行情况等关键指标；分析全市参保人员就医及医保基金流向，提前防范基金运行过程中存在的风险，持续优化医保政策。

（2）**卫生健康部门每月对公立医院医药收入构成情况进行分析。**三明市卫生健康委牵头动态监控全市公立医疗卫生机构（含村卫生所）医药收入增长及构成情况、出院者平均住院天数和住院费用、门急诊次均费用、门急诊人次数、住院人次数等关键指标，并逐月对外公开，优化医院收入结构，促进医院精细化管理。

（3）**公立医院每月对内部运行情况进行分析。**动态监控医院内部收支盈余情况、门急诊人次数、住院人次数、患者满意度等关键指标,强化对科室、诊次、床日和百元医疗收入卫生材料等运行成本分析,进一步提升医院运行效益,促进资源合理配置。

（4）**强化数据运用。**各级医疗卫生机构每月根据上述通报数据,及时调整运营模式,加强医保控费、提高医生工作效率和诊疗质量,减少医疗成本,提高医疗质量,为患者减轻医疗负担。特别是组建总医院后,实行医保基金打包支付,各总医院能够动态掌握基金流向、患者和病种流向、基金使用进度等,为加强医保基金使用管理和落实分级诊疗提供了数据支撑。

12

三明市医疗、医保、医药

联动改革的基本路径是什么？

答：三明市"三医联动"改革的基本路径概括起来为"腾空间、调结构、保衔接"。

（1）"腾空间"。通过持续挤压药品耗材价格虚高"水分"，规范诊疗行为，遏制"大处方""大检查"等措施，推动药品耗材"量价"齐下，为价格调整留出了空间。

（2）"调结构"。挤出"水分"后，及时同步进行医疗服务项目的价格调整，有升有降，更好地体现医务人员技术劳务价值。

（3）"保衔接"。坚持调高的部分不增加老百姓费用负担、也不增加财政负担的原则，价格调整的同时，医保待遇的调整及时跟进。"腾空间、调结构、保衔接"，将腾出空间的 70%~80% 用于调整价格，提升医院医疗服务收入，成为医务人员薪酬来源的重要保障，其余 20%~30% 用于提高医保待遇，医务人员受鼓舞，人民群众得实惠，医院运行和医保基金可持续。

13.

三明市如何整治
药品耗材价格虚高？

答：三明市坚持以问题为导向，以医药改革为突破口，从2013年起对药品耗材采购、配送、结算、使用、监管等全过程综合施策，有效挤压药品耗材价格虚高"水分"，推动药品耗材合理使用。

（1）采购环节。一是实行药品耗材全品类联合限价采购。从源头上遏制"带金销售"的行为。二是做实做强"三明采购联盟"。对国家、省级组织集采范围外的品种常态化开展跨区域联合采购，创新探索跨区域联盟集采模式，实现联盟城市集采成果共享。三是实行采购目录动态调整。及时跟进国家、省级和省际联盟药品耗材集中采购中选结果，开展"四同药品"（指通用名、厂牌、剂型、规格均相同的药品）价格治理，常态化推进挂网价格监测及联动处置，将更多质优价宜的药品耗材纳入采购目录。

（2）配送结算环节。一是全面转变配送结算机制。实行医保代为结算药品耗材货款制度，缩短回款时间，切断医院与供应商之间的资金往来,也彻底解决了医保经办机构、医院、供应商之间的"三角债"关系。二是实行预付款制度。市医保中心从医保基金中预付药品配送企业一个月的药品货款,有效减少配送企业的财务成本,提高了配送企业主动配合参与医改工作的积极性,提升药品耗材保供稳价能力。三是实行阳光采购。建设智慧化药品耗材交易平台,各总医院的药品耗材集中从平台统一采购、配送和结算,确保各环节公开透明。

(3) **使用环节**。一是实行重点药品监控。对辅助性、营养性、高"回扣"、"疗效不确切、价格很确切"的"神药"进行重点监控,进一步加强稽核监管。二是实行药品耗材零差率销售。全市所有公立医院实行药品耗材零加成销售改革,破除"以药养医"机制,遏制药价虚高。三是严格规范医疗行为。严格控制"大处方""大检查",控制次均门诊和住院费用。

(4) **监管环节**。一是推进药品耗材跟踪评价机制。建立卫生健康、医保、市场监管等多部门沟通联系机制,坚持开展药品耗材跟踪评价,对临床发现质量不稳定、疗效不确切的品种及时采取退出机制。二是实行药品耗材采购使用管理院长负责制。将医疗机构药品耗材采购使用管理纳入院长年薪制考核,对违规行为扣减考核分数,如若发现存在医务人员违规让住院患者院外购药的情况,按违规院外采购金额的 2 倍分别扣减书记、院长当年年薪。三是完善考核奖惩机制。建立医务人员安全预防制度,对医务人员接受"行贿(回扣)"的,视情节轻重,暂停或吊销其执业证书;对有医务人员接受"行贿(回扣)"的医保定点医疗机构,暂停财政拨款补助,对涉及违规费用不予结算,并追究医疗机构主要负责人责任。建立"黑名单"制度,对被查实有"回扣"品种的药品生产(配送)企业,列入商业贿赂不良记录企业"黑名单",取消生产(配送)企业所有药品供货资格。

14.

三明市如何开展
药品耗材联合限价采购？

答：三明市按照"为用而采、去除灰色、价格真实"的原则，开展药品耗材联合限价采购。

（1）**明确药品采购目录。**采用"四通用"（通用名称、通用剂型、通用规格、通用包装）对采购目录进行"瘦身"，且不得指定特定药品耗材生产厂家。

（2）**严格执行"一品两规"。**纳入采购的药品，同一通用名药品，按给药途径不同，最多各采购两个规格的药品，即"一品两规"。特殊情况，可适当增加品规，比如妇科、儿科等专科用药，缓、控释剂型等。

（3）**严格执行"两票制"。**按照药品耗材生产企业到配送企业开一次发票，配送企业到医疗卫生机构开一次发票，要求货票同行，严禁假劣药品耗材流入。

（4）**严格执行"院长负责制"。**药品耗材按照临床需要采购，申报药品耗材采购均由医院院长审批，院长对医院药品耗材采购负总责。

　　截至 2024 年 12 月底,三明市已先后完成 7 批药品(含中药饮片)、9 批耗材的联采,涵盖了临床常用药品及高低值医用耗材,形成较为完整的药品、耗材采购目录。截至 2023 年底,三明市 22 家县级以上医院药品耗材收入由 2011 年的 10.15 亿元到 2023 年的 11.85 亿元,仅增加 1.7 亿元,扣除因落实跟进国家谈判准入药品增加的金额,实际药品耗材费用为负增长。

15.

三明市如何发挥采购
联盟作用推进药品耗材集采？

答："三明采购联盟"主要通过以下措施推进药品耗材价格持续下降。

（1）**扩容联盟成员。**主动邀请、吸纳更多城市加入，提升联盟集中采购覆盖范围，更好发挥集中带量采购集团规模效应。截至2024年11月底，联盟共涵盖全国18省的52个地级市，覆盖区域人口2.1亿人。

（2）**共享集采成果。**定期共享采购目录及价格信息，推动挂网价格回归合理区间；对于已有联盟城市开展集采、价格竞争充分的品种，实行带量价格联动，实现优势互补，让集采成果在较短时间内惠及更广大群众。

（3）**推进联盟集采。**"三明采购联盟"坚持以量换价、量价挂钩、优势互补、互惠互利的原则，积极借鉴采纳联盟成员意见，开展集采品种遴选，结合产品特点针对性制定采购规则，常态化、规范化推进跨区域联合限价采购。近年来，联盟对国家集采范围外的空白品种进行探索，陆续推进非一致性评价药品、中药饮片、低值医用耗材的带量采购，每年相对节约药品耗材费用18.33亿元。

16.

三明市如何实行
药品采购目录动态调整？

答：为保障医疗机构用药需求，规范药品采购，三明市定期对药品采购目录进行动态调整。

（1）目录调入。一是根据国家医保目录调整新增药品，并将新增的国家谈判药品、国家基本药物直接纳入采购目录。二是医疗机构临床新增需求的药品及 2~3 家医院都备案采购的品种，经询价后纳入采购目录。

（2）目录调出。一是被国家医保目录调出的药品，被药品监管部门撤销、吊销或者注销药品批准证明文件的药品。二是医疗机构长期未采购的非国家基本药物目录品种及临床反映质量不稳定、不良反应多、疗效不确切的品种。

（3）目录微调。一是跟进国家和省级集采中选结果，积极推动联盟跨区域联采，降低挂网价格。二是对采购周期届满无法继续供应的品种，启动询价程序调整。三是对价格低于采购目录内同品种同质量层次 10% 以上的药品，定期按采购程序纳入目录进行替换。

17.

三明市如何保障
各级医疗卫生机构用药需求?

答:为保障各级各类医疗卫生机构以及乡村偏远地区用药需求,三明市重点从以下四个方面做好相关工作。

(1)**动态调整采购目录。**基于临床需求动态调整采购目录。鼓励新技术新项目开展,将临床需求的新药及时纳入采购目录。

(2)**保障目录外用药。**对于不在三明市采购目录的个别药品,允许医疗机构根据临床需要进行备案采购,满足目录外用药需求。

(3)**统一采购结算管理。**三明市各总医院的药品耗材集中从三明市平台统一采购、配送和结算,市、县、乡、村医疗卫生机构所使用的药品耗材由总医院负责统一审核、统一调拨和统筹调剂使用,保障总医院内各类医疗卫生机构用药需求。

（4）**保障药品配送**。为提高配送企业积极性，实行"一品一配"，即一个品规只允许一个企业配送，配送企业需将药品配送至总医院内所有医疗机构（包括偏远乡镇卫生院及村卫生所），对配送率不达标的企业采取扣减预付款等惩戒措施，解决偏远基层医疗卫生机构药品供应不足、不及时的问题。

18.

三明市如何对
重点药品进行监控？

答：三明市重点从两方面强化对重点药品的监控力度。

（1）明确重点药品监控范围。自2012年4月起，对129个"疗效不确切"的辅助性、营养性"神药"进行重点监控。2019年起，将国家和省级重点监控、重点关注目录清单药品纳入监测范围。监控目录实行动态调整，通过采购平台监测、医保稽核监管、举报投诉发现存在销售、使用异常的药品，纳入重点监控评估范围。

（2）加强日常监测和核查。在日常监测方面，市医保中心依托药械采购平台及稽核在线监控系统对抗菌药物、中药注射剂、辅助性药品、营养性药品及无特殊原因使用量快速增长的药品开展重点监测。在异常预警方面，按月对纳入重点监控清单的药品采购使用金额、排名、增长情况等进行分析，发现异常增长的，要求相关生产、配送企业作出情况说明，使用占比较高的医疗机构会被异常预警通报。在核查处置方面，生产、配送企业对纳入重点监控清单的药品采购异常整改不力或拒绝整改的，予以暂停相关药品货款支付、暂停挂网、撤销挂网等处理。

19.

三明市如何加强
药械使用质量监管？

答：三明市重点从两方面加强药械使用质量监管。

（1）**将药械质量安全管理纳入公立医院党委书记、院长目标年薪考核。** 把药械质量安全管理和医院工资总额、党委书记、院长薪酬直接挂钩，进一步强化公立医院的主体责任意识，极大地调动了医院参与药械管理工作的积极性，有效推动药械质量安全管理从被动监管转变为医疗机构的主动行为。

（2）**明确药械质量管理要求。** 为全面提升三明市医疗机构药械质量管理水平，2024 年制定出台《三明市医疗机构药械质量规范化管理指导意见（试行）》，对二级及以上医疗机构、一级医疗机构、社区卫生服务站等 3 个不同层级的医疗机构，从人员、设施、采购、储存、使用、监测等方面，提出不同要求的质量管理规范，指导医疗机构按照规范做好药械质量安全管理。

20.

三明市如何做好
耗材管理,控制耗材成本?

答:三明市从整体流程上规范耗材管理,进一步控制耗材成本。

(1) **规范耗材招标采购**。建立医用耗材供应目录,根据省、市集中招标目录进行动态调整,执行"两票制",按照实际需求,进行联合限价集中采购。

(2) **严审供应商资质**。建立完整的供应商资质档案,包括供货商营业执照、生产许可证、经营许可证等,进口产品还需提供报关单等,并定期对证件进行检查,对于即将到期的,及时通知供应商更新。

(3) **设置相对独立的储存库房**。定期对库存医用耗材进行养护与质量检查并做好记录,针对需冷链管理的医用耗材,确定专人负责验收、储存和发放工作;针对危险品仓库,要求物品要分类放置、标识醒目、每日巡视、做好记录,并建立台账,加强做好防火、防爆、防潮等安全管理。

(4) **加强特殊材料的使用管理**。对于植入、介入等特殊材料,使用科室必须向设备科提供使用医生名单、患者姓名、住院号、耗材品牌、价格及厂家等相关资料。植入性医用高值耗材使用后,手术医生必须完整填写《植入性手术作业单》,一式三份,病历中保存一份,设备科、供应商各保存一份。

(5) **建立季调度制度。**每季度组织设备、医务、质控等相关部门召开管理委员会会议,分析评估医用耗材质量安全事件,加强医疗质量控制,确保耗材使用安全。

(6) **加强盘盈(溢库)管理。**建立完善部门间的联合协商机制、检查机制和惩戒机制,对各公立医院备案的计费医用耗材盘盈(溢库)的合理性进行把关,严禁医疗机构违规将计费高值医用耗材纳入盘盈(溢库)范围,引导医疗机构积极主动适应医保监管要求。

21.

三明市医保改革
经历了哪些阶段？

答：医保既联供方又联需方，是医改的重要一环。三明市紧紧牵住医保这个"牛鼻子"，充分发挥医保的杠杆和引擎作用，推动医疗、医保、医药联动改革。从改革到现在，围绕提高基金使用效益，三明市医保改革经历了三个阶段。

第一阶段：医疗保险。 改革前，三明市医保与其他地区一样，医保中心只是经办城镇职工、城镇居民医疗保险，提供报销服务，新农合、医疗救助等业务分散在其他部门。多头管理不仅导致政策不统一、政令不畅通、报销政策和待遇不公平，也没有调控手段，导致基金容易出险。为此，三明市于 2013 年 6 月，整合原分别隶属人社、卫生部门的 24 个医保经办机构，组建全国第一个"三保合一"医保经办机构——三明市医疗保障基金管理中心，形成决策更高效、管理更科学、监管更有力、服务更优质的管理体制。

第二阶段：医疗保障。 新组建的三明市医疗保障基金管理中心作为市政府直属事业单位，除经办医疗保险业务外，还新增药品限价采购、配送、结算与监管、医疗服务价格调整、基金管理、医疗行为监管等职能。2016 年 7 月，三明市在全国第一个组建医疗保障管理局，这一做法 2018 年被上升为国家政策在全国推广。这一阶段，三明市始终坚持"药、价、保"集成化改革，促进"三医"协同发展与治理，政府可以更好地为群众提供基本医疗保障。

第三阶段：健康保障。 2016 年 8 月以来，三明市以医保支付方式改革为抓手，结合紧密型县域医共体建设实行医保基金总额打包支付和 C-DRG 打包收付费的"双打包"，引导医院和医务人员的理念和行为与群众健康需求同向而行。

22

三明市如何构建
多层次医疗保障网?

答:三明市构建了以基本医疗保险为主,医疗救助为托底,大病保险、"三明普惠医联保"共同发展的多层次医疗保障体系,进一步满足群众多样化医疗保障需求。

(1)**基本医疗保险**。2013 年 5 月,三明市将城镇居民基本医疗保险与新型农村合作医疗并轨整合,实行市级统筹。2014 年起,明确全市城镇户籍、农村户籍的居民均参加三明市城乡居民基本医疗保险,实现了城乡居民医保制度的整合。

(2)**大病保险**。2001 年,三明市建立城镇职工商业补充医疗保险制度,随着其覆盖范围扩大到城乡居民医保,名称也变为大病补充保险。2018 年起,三明市取消大病保险封顶线,明确险种不分职工和居民,参保人员年度医疗总费用超 10 万元的进入大病保险,范围内医疗费用每增加 10 万元,报销比例提高 5%,最高可报95%。截至 2024 年底,三明市大病保险采用"购买服务、委托代办"的方式由商业保险公司办理,医保部门向商业保险公司支付经办管理费用,商业保险公司不承担盈亏风险。

（3）**医疗救助**。2022 年,三明市制定出台《关于健全重特大疾病医疗保险和救助制度的实施意见》,自 2023 年 1 月 1 日起实施分层分类救助,城乡居民医疗救助筹资标准由每人每年 400 元提高到 600 元,增强三明市城乡居民医疗救助资金保障能力。

（4）**"三明普惠医联保"**。2022 年,为满足人民群众多层次的健康保障需求,由 11 家保险公司组建共保体,创新开发与 C-DRG 相衔接的定制普惠型商业健康险产品(简称"三明普惠医联保"),保费每年 150 元/人,免赔额度最低为 5 000 元,最高保障为 453 万元,且不受年龄、职业限制,可带病投保。"三明普惠医联保"设定了 3% 保险利润控制线,超出部分通过设立"管理基金",滚存用于健康支出,实现城乡居民基本医保征收与"三明普惠医联保"参保共同部署、共同推进。

23

三明市如何推进城镇职工
基本医疗保险门诊共济保障?

答:三明市职工基本医疗保险门诊共济保障改革共分两个阶段实施。

第一阶段:2022年3月起,通过"两升一降一规范"举措,大力提升职工门诊待遇保障水平。一是提升普通门诊待遇。起付线由1 000元降至700元,年度封顶线由3 000元提至1.7万元,一级定点医疗机构在职职工支付比例85%、退休职工支付比例90%,二级以上(含二级)定点医疗机构在职职工支付比例75%、退休职工支付比例80%。二是提升特殊门诊待遇。逐步规范29个门诊特殊病种,年度封顶线与住院医疗费用合并计算,其中高血压、糖尿病由3 000元、5 000元提至6 000元。三是降低个人账户划拨比例。在职职工以当月工资总额为缴费和划拨基数,基本医疗保险费个人缴纳部分全部划入个人账户,单位缴纳部分划入个人账户的比例减半;退休职工以当月养老金为划拨基数,按降低1个百分点减少个人账户划入。四是规范个人账户使用范围。允许家庭成员共济使用个人账户,支付家庭成员在定点机构就医、购药的个人负担费用,也可用于居民医保个人缴费。

　　第二阶段:2024 年 4 月起,通过"一调一升"功能转换,进一步完善职工基本医疗保险门诊共济保障机制。一是调整个人账户计入办法。在职职工个人缴纳的基本医疗保险费计入个人账户,单位缴纳的基本医疗保险费全部计入统筹基金;退休职工个人账户由统筹基金按 2023 年基本养老金平均水平的 2.5% 划入。二是提升职工基本医疗保险门诊待遇水平。普通门诊起付线降低至 500 元且与门诊特殊病种合并计算,最高支付限额提高至 2.6 万元,三级和一级及以下医疗机构门诊报销比例提高 3 个百分点,二级医疗机构提高 8 个百分点,即在职职工、退休职工在三级医疗机构门诊报销比例分别为 78%、83%,在二级医疗机构门诊报销比例分别为 83%、88%,在一级及以下医疗机构门诊报销比例分别为 88%、93%。

24.

三明市如何优化
医保报销待遇政策?

答:三明市持续优化医保报销政策,重点从普通门诊、特殊门诊、住院和中医治疗 4 个方面,不断提高群众医保报销待遇。

(1)普通门诊方面。在 2012 年,三明市就出台了普通门诊统筹政策,引导参保人员在门诊就诊常见病、多发病,降低住院率,减少"挂床"现象;近年来,进一步完善城镇职工基本医疗保险门诊共济保障机制。普通门诊起付线降低至 500 元且与门诊特殊病种合并计算,最高支付限额提高至 26 000 元,起付线以上、最高支付限额以下的政策范围内医疗费用,在职职工普通门诊统筹段在一级、二级、三级医院分别报销 88%、83%、78%。同时,提高了城乡居民医保门诊待遇,城乡居民在符合条件的村卫生所和一级医院全面开展普通门诊即时结报;村卫生所一般诊疗费 10 元,由基金支付 8 元,个人支付 2 元。

(2)特殊门诊方面。目前福建省统一规范的门诊特殊病种,城镇职工医保有 29 个、居民医保 34 个。城镇职工基本医疗保险门诊特殊病种起付标准为 500 元,支付比例 85%~95% 不等,最高支付限额与住院医疗费用合并计算(高血压、糖尿病病种单列,限额均为医保政策范围内费用 6 000 元),年度医疗总费用超 10 万元进入大病保险。城乡居民医保除学生意外伤害起付线 50 元外,其余门诊特殊病种均不设起付线,支付比例 70%~95% 不等,最高支付限额 2 000 元~30 万元不等。

(3) **住院方面**。实行 C-DRG 收付费,不设起付线、不受医保目录限制,给予同等报销。城镇职工医保市内二级定点医院住院报销比例由 70% 提高至 75%,城乡居民医保三级医院住院报销比例由 50% 提高至 55%。

(4) **中医诊疗方面**。医保报销向中医治疗技术倾斜,目录内的中药(不含中成药)以及 37 个中医非药物疗法实行门诊不设起付线、报销 80%。采取中医治疗的,由医保基金额外支付 10 元中医辨证论治费,鼓励医院采取更适宜的中医治疗方法。设立中药饮片药事服务费,由医保基金支付,基层(含专科)医疗机构 20 元/人次,二级以上医疗机构 30 元/人次。中医主任医师在三级医院开具、调剂一张中药处方最多可以收取技术劳务费用 90 元(含中医辨证论治费 10 元、一般诊疗费 50 元、中药饮片药事服务费 30 元)。

25.

三明市如何强化
医保基金监管？

答：三明市医保部门强化严的主基调，压紧压实监管责任，持续巩固基金监管高压态势。

（1）**持续推进线上智能监控。**依托福建省医保信息平台、在线监控系统和远程视频监控，开展费用审核与疑点核查，特别对全市重点医疗卫生机构安装智能监控，进行远程、全程监管，做到"防微杜渐"。

（2）**加强现场监督检查。**每年按照稽核计划固定对全市定点医药机构进行现场稽核检查，全覆盖式排查处置违规问题。

（3）**督促开展自查整改。**下发检查发现问题清单，督促定点机构开展自查自纠，并在每年专项检查中对相关问题开展"回头看"，对自查不够深入的定点机构加大处罚力度。

（4）**开展专项监督检查。**每年统筹全市稽查稽核力量，通过"双随机、一公开"的方式抽取使用基金排名靠前的定点机构开展市级专项监督检查，聚焦重点领域、重点药品耗材和欺诈骗保行为。

（5）**落实疑点核查处置。**认真核查举报线索和疑点线索，加大对欺诈骗保行为的打击力度，并落实举报奖励制度，营造社会共管氛围。

26.

三明市如何开展
部门间协同监管？

答：重点从三个方面强化协同监管。

（1）**推进医药卫生领域行政审批"三集中"改革。** 即审批服务工作向一个科室集中、审批服务科室向市政务服务中心集中、审批服务事项向市政务服务中心和电子政务平台集中，提高审批效率。

（2）**强化对医疗服务质量与安全的监管。** 建立二级及以上公立医院医疗质量与安全指标监测与通报制度；卫生健康、医保、市场监管等部门联合对医疗机构采购和使用药品耗材、医疗器械等医疗相关产品进行监管，特别是加强对短缺药品和抗菌药物临床应用的监测与管理。

（3）**建立医保基金监管工作联席会议制度。** 三明市医保局牵头组织，联动部门包括公安、法院、检察院、财政、卫生健康、人社、市场监管等，部门间通过联席会议、联合行动等方式凝聚监管合力，2019年以来联合推动了"点题整治""131"专案、医保基金违法违规问题专项整治、集中整治群众身边不正之风和腐败问题等工作，共同守护基金安全。

27

三明市在规范
医疗行为方面做了哪些探索？

答：为有效控制医疗费用不合理增长，三明市重点从以下三个方面进一步规范诊疗行为。

（1）**严格控制"大处方""大检查"。** 对次均门诊费用和次均住院费用进行考核，明确普通门诊一次处方的限量。要求二级医院大型医疗设备检查阳性率不低于 70%，三级医院不低于 75%，二级医院全年大型医疗设备检查费用占医疗总费用的比例控制在 3.5% 以内，三级医院控制在 5.5% 以内。

（2）**加强静脉输液管理。** 从 2014 年 8 月起，三明市确定了 53 种无需输液治疗的常见病、多发病，要求各级医疗机构必须严格掌握静脉输液使用指征，规定的无需输液治疗疾病的患者一般不采用静脉输液，具体实施由临床医生视病情而定，如确需输液，临床医生应附情况说明。

（3）**严格控制抗菌药物使用。**执行抗菌药物分级管理制度,二级以上医疗机构每月必须将抗菌药物用药量前 10 名的品种、规格及其开具医生在院务公开栏公布,对连续 3 个月排名在前 3 名的抗菌药物视情给予暂停使用处理,并约谈相关责任医生。

28

三明市为什么要推进
"三医一张网"建设？

答：为了助力三明医改，促进医疗信息互通共享，三明市推进"三医一张网"建设，即将医疗、医保和医药三个领域的信息和数据整合到一个统一的网络平台上，以实现资源共享、业务协同和高效管理。推进此建设，主要基于以下四个方面原因。

（1）**提升医疗资源利用效率与协同性。**一是促进资源共享。三明市医疗资源分布较为分散，不同市、县两级之间存在信息不互通的情况。通过"三医一张网"建设，可以整合医疗资源，实现各级各类医疗机构之间的信息共享、资源互补，让优质医疗资源得到更有效的利用。二是促进医疗协同合作。在"一张网"的框架下，医疗、医保、医药各环节能够紧密协同，形成一个有机的整体。医院、医保、药监等不同主体之间的沟通协作更加顺畅，有利于推动分级诊疗、双向转诊等制度的落实，促进医疗资源的合理流动，提高医疗服务的效率和质量。

（2）**加强医保基金监管与使用效能。**一是精准监管。"三医一张网"可以实现医保数据的实时监控和分析，加大对医保基金使用的监管力度。能够及时发现和查处欺诈骗保、违规报销等行为,保障医保基金的安全。二是提高医保基金使用效率。有助于医保部门更好地掌握医疗服务的需求和供给情况,制定更加科学合理的医保支付政策和报销标准。根据不同疾病的治疗特点和费用情况,采取按病种付费、按人头付费等多种支付方式,激励医疗机构合理控制医疗成本,提高医保基金的使用效率。

(3)**赋能医药领域改革**。建立药品采购平台和信息系统数据联动,规范药品采购,实现药品全过程监管。可以加强对药品价格、质量、供应等方面的管理,降低药品采购成本,保障药品的质量和供应稳定性。

(4)**满足人民群众日益增长的健康需求**。一是提供便捷的医疗服务。人民群众可以通过统一的信息平台,实现预约挂号、在线问诊、检查检验结果查询等功能,减少就医的等待时间和跑腿次数。尤其是偏远地区的患者,能够打破地域限制,就近享受到优质的医疗服务,改善就医体验。二是提升健康管理水平。"三医一张网"有利于收集和分析居民的健康数据,为每个人建立电子健康档案,实现对居民健康的全程管理。可以根据居民的健康状况,提供个性化的健康指导和疾病预防服务,促进居民健康水平的提高。

29.

三明市如何实现
县域健康数据互通共享?

答:三明市坚持问题导向、目标导向和结果导向,以数据资源、信息技术为支撑,加快补齐基层医疗信息化短板,推动基层卫生健康信息化综合治理能力显著提升。

(1)**打造基层医疗卫生一体化云平台。**共覆盖147家乡镇卫生院(社区卫生服务中心)、1 215家村卫生所,包括基本医疗服务云、公共卫生服务云、妇幼保健服务云、村卫生所服务云、家庭医生签约服务云,推动基层医疗、公共卫生数据融合。

(2)**以总医院为载体构建县域医疗信息集成平台。**打破总医院内部信息孤岛,实现各类医疗数据在集成平台上交互共享,为后续外部系统与医院数据互联互通打下基础。

(3)**推进基层医疗卫生机构信息系统与总医院全量数据互通共享。**实现患者全景360°视图县域内统一应用,推动总医院与基层医疗卫生机构的诊断、药品、耗材、收费编码统一管理,支撑区域医疗卫生业务同质化,进一步构建总医院信息一体化格局。

（4）进一步优化完善分级诊疗信息平台。整合资源，完善跨县域转诊、医疗资源调配、跨机构医生交流等功能，打破各级医疗机构间信息壁垒，推动总医院内各单位做到信息互通、数据互用、智慧互联、结果互认，真正做到"基层首诊、双向转诊、急慢分治、上下联动"，实现转诊业务闭环管理，改善人民群众看病就医体验。

第三章

深化以公益性为导向的公立医院改革

三明市如何加强
公立医院党的建设?

答:三明市重点从五个方面加强公立医院党的建设。

(1) **强化对公立医院党建工作的指导。**三明市卫生健康委党组成立全市医院党建工作指导委员会,指导全市医院党建工作。各县(市、区)党委把抓好公立医院党建工作作为基层党建重要任务。

(2) **全面推行党委领导下的院长负责制。**推进现代医院管理制度建设,健全完善医院党委会和院长办公会议事决策制度,建立健全书记、院长定期沟通和党委领导下的院长负责制执行情况报告制度,切实推动将党的全面领导融入医院治理全过程。

(3) **坚持党管干部、党管人才。**坚持党管干部原则,制定落实医院中层干部选拔任用办法,按照"人岗相适、人事相宜、人尽其才、人尽其用"的原则,健全干部培养教育、交流锻炼、监督约束制度。坚持党管人才原则,完善人才培养、引进和使用管理办法,建立医院领导班子成员联系服务高层次人才制度。

(4) **发挥公立医院基层党组织战斗堡垒作用。**实施党支部书记党建和业务双带头人培育工程,坚持把支部建在科室上,按照应建尽建的原则,推动党组织和党的工作全覆盖。推行将业务骨干培养成党员、党员培养成业务骨干的"双培养"机制,安排医院党员班子成员每年联系 2~3 名业务骨干,引导培养成入党积极分子。

（5）加强党风廉政教育和医德医风建设。建立党委主导、院长负责、党务行政工作机构齐抓共管的医德医风工作机制,健全完善医务人员医德考评制度。加强党风廉政教育,定期下发"廉政风险防控工作提示函",切实防范廉政风险隐患,严明纪律红线,提高拒腐防变能力。

31

三明市如何落实
政府办医责任?

答:2012年以来,市、县两级政府认真落实办医责任,政府投入卫生事业的增幅略高于财政经常性支出增幅,2012—2023年财政卫生健康支出共计353.17亿元,年均增幅12.11%,2023年卫生健康支出占一般公共预算支出的12.16%。

(1) 落实六项投入责任。明确政府投入边界,建立科学的财政投入机制,主要通过向上级财政争取资金、地方政府专项债、一般公共预算安排等方式,将医院基本建设和大型设备购置、重点学科发展、人才培养、政策性亏损、公共卫生任务、历史债务等纳入同级财政承担。

(2) 人员经费保障。公立医院党委书记、院长和总会计师年薪由财政全额保障,其他人员目标年薪由各级财政补助部分资金,其余资金由医院的医疗收入支付,当医疗收入不足以支付时,不足部分由各级财政予以兜底保障;乡镇卫生院人员经费按照基层医疗卫生机构核定编制总数由各级财政给予保障,经相关部门核定使用的编制外人员给予定额经费补助。同时,由市级财政全额补助设立人才培养基金,实施党委书记、院长、优秀学科带头人、优秀青年医师、复合型医防人才和乡村医生"4+1"人才培养计划。

（3）**设立药品零差率销售改革财政补助专项资金。**实行药品零差率销售改革后,补偿渠道主要有三个方面:一是通过调整医疗服务项目收费标准补偿 85%~87%;二是通过财政补助 10%,并列入医院每年财政定额补助基数,可用于医院运行开支;三是剩余的 3%~5% 通过医院加强成本管理自行予以消化。

32

三明市如何化解
公立医院合规历史债务？

答：公立医院的符合规划要求的基本建设、大型设备购置等投入本应由政府承担，但由于财政投入不足，一些公立医院举债搞基础建设、负债购置设备等，从而形成了一批长期债务。为解决公立医院长期负债问题，三明市政府于2012年印发《关于加强公立医疗机构建设的意见》(明政文〔2012〕70号)，明确"公立医疗机构是政府举办的医疗服务保障部门，公立医疗机构的基础建设和大型医用设备购置必须由各级政府负责，统一规划、审批、建设"。三明市财政局于2012年5月，牵头组织卫生局、审计局等相关部门对全市22家县级及以上公立医院的长期债务进行调查摸底并锁定历史债务，对2012年前符合区域卫生规划的合规债务4.51亿元纳入政府性债务统一管理，本息由同级政府结合实际分不同年限化解(其中，市级财政承担市级公立医院0.73亿元合规债务，县级财政承担县级公立医院3.78亿元合规债务)；对于自行突破医疗卫生区域规划、无序扩张床位和擅自挪用药款发工资等形成的债务，由公立医院自行负担。

同时，为避免公立医院产生新的长期债务，三明市明确规定将公立医院基本建设、设备购置、重点学科发展、人才培养、符合国家规定的离退休人员费用和政策性亏损补贴六项投入纳入财政预算，由同级政府承担。此外，明确了公立医院发放医务人员薪酬不得突破核定的工资总额，也不得亏损兑现工资，当医院无法兑现医务人员档案工资时，不足部分由当地财政补足。

33

三明市在加强公立医院
财务管理方面采取了哪些措施？

答：为加强公立医院财务管理，提升医院管理水平和资源使用效益，三明市采取了以下三个方面的措施。

（1）**全面推行总会计师制度。** 从2016年起，在全市二级及以上公立医院设立总会计师岗位，主管经济核算和财务会计工作。总会计师经同级财政部门审核同意，报市公立医院管理委员会审批后，由同级公立医院管理委员会优先从所在医院内部聘任，聘期三年，可连续聘任。所聘任总会计师不核编、不定行政级别。

（2）**成立财务核算中心。** 2017年4月，三明市委、市政府印发《关于开展总医院组建工作的意见》，在之前改革的基础上，将由隶属卫生局的乡镇卫生院财务核算中心，整体划转到各总医院，负责对各分院的财务实行统一会计核算和财务收支管理。

（3）**加强审批权限管理。** 2017年，组建总医院，由总医院院长兼中医院院长，同时也兼基层医疗卫生机构法人，对大额资金支出实行总医院集中审批制度,压实各级财务管理责任。基层医疗卫生机构日常财务支出(5 000~10 000 元不等)由总医院院长授权基层医疗卫生机构执行院长(主任)审批。

34

三明市如何规范
公立医院收支结余管理？

答：为进一步规范公立医院收支结余管理，从 2014 年起，三明市逐步在公立医院实行全面预算和全成本核算，明确各项收入、支出和结余，制定医院年度收入分配后结余资金的管理办法。从公立医院年度收入结余中，分别提取事业发展基金 90%，职工福利基金 5%，党委书记、院长奖励基金 5%，并明确各种基金对应的支付范围。其中，事业发展基金与各级财政安排的专项经费一起捆绑使用，用于基本建设、设备更新购置、学科建设、弥补亏损等；职工福利基金用于集体福利设施支出、职工集体活动支出、慰问支出；党委书记、院长奖励基金用于学科建设、争先创优等评先表彰活动对个人的奖励支出。从 2021 年起，职工福利基金并入党委书记、院长奖励基金，党委书记、院长奖励基金为 10%。

35.

三明市如何建立
多元复合式医保支付方式?

答:目前,三明市已形成在区域总额预算下,推进门诊统筹政策,住院以 C-DRG 收付费为主,按病种、按床日、按项目等多种支付方式共存的多元复合式支付方式。

(1)**总额打包付费。**在 2017 年选择尤溪县、将乐县总医院试点的基础上,从 2018 年起,三明市把医保基金按年度、按县域、按人头包干给总医院、紧密型城市医联体,并明确结余留用激励机制,引导医院和医务人员既管治病,也抓预防,把医保控费的外在压力转化为降低医疗成本、提高运行效率的内在动力。

(2)**实行门诊统筹政策。**2012 年起,三明市出台医疗保险普通门诊统筹政策,引导参保人员在门诊就医常见病、多发病,持续优化报销政策,降低住院率。

(3)**按疾病诊断相关分组收付费。**从 2016 年开始全面实施住院费用按疾病诊断相关分组付费方式改革(即 DRG),病种数达 630 个。2017 年,三明市被国家卫生计生委列为"按疾病诊断相关分组(C-DRG)收付费改革试点城市",同年 11 月 1 日起在全市二级及以上公立医院试运行 C-DRG 收付费改革,2018 年 1 月 1 日起正式实行,目前病种组数达 855 组,配套制定临床路径 206 个。在做好医保基金与医院结算的基础上,把病种结算范围扩大到个人自付部分,保障患者权益。同时,日间手术按该病种组定价的 85% 收付费。

（4）**按病种定额收付费。**定点民营医院共有 87 个病种实行住院费用按病种定额收付费管理,不设起付线,医疗费用由统筹基金和参保患者个人按比例分担,统筹基金支付 80%、个人负担 20%。产生的实际医疗费用低于病种定额的,参保人员以实际医疗费用按比例进行支付,病种定额差额部分由基金承担。

（5）**按床日限额付费。**针对住院时间长、费用相对固定的精神科住院患者,参保患者发生实际医疗费用不设起付线,不分医保范围内外,医保基金按 140 元/床日定额结算。三级以上严重精神障碍的,医保基金在 140 元/床日定额结算基础上,再支付 30 元/床日。

此外,在总额控制下,公立医院门诊和部分专科医院,以及不执行 C-DRG 收付费、单病种付费、床日付费的民营医疗机构仍按项目付费。

36.

三明市如何开展按疾病诊断相关分组（C-DRG）收付费改革？

答：2017年，三明市被国家卫生计生委列为"按疾病诊断相关分组（C-DRG）收付费改革试点城市"，核心目标是建立一套覆盖所有患者的、住院以C-DRG为主的多元复合式收付费体系，实现医院药品、耗材、检查检验成本转换，改变医院的补偿和运行机制。

（1）**将所有住院医疗费纳入C-DRG组。**通过将住院诊治患者的检查、检验、药品和卫生材料都纳入C-DRG组定价，不另行收费，对于需要单独支付的高值药品耗材统一制定医保支付价。

（2）**同级别医院"同病、同治、同价"。**即对同一种病种的患者在同一级别医疗机构看病（同病），进行同样的治疗（同治），实行统一的收费价格（同价）。

（3）**医保目录内外均按C-DRG收费标准结算。**C-DRG收付费改革首次突破医保目录的界限，即患者住院费用，不再区分医保目录范围内和范围外，均按C-DRG收费标准结算。

（4）**将C-DRG收付费做到患者端。**三明市实施的C-DRG收付费在做到患者端,即患者出院时仅按规定比例支付个人应付的部分费用,其余费用由医保部门和医院结算,在治疗前就明确病种支付标准,让群众明明白白地看病。

37

三明市按疾病诊断相关分组
（C-DRG）收付费有什么优点？

答：C-DRG 的优势主要体现在三个方面。

（1）**从医院角度看**，C-DRG 收付费方式改革，从付费端延伸到收费端，形成收付费闭环；建立超支不补、结余留用的激励约束机制，助推医院运营理念转变，更加注重技术水平、工作质量、平均住院日、患者满意度等考核指标，有效树立医务人员成本理念、规范诊疗行为，遏制公立医院"创收"冲动，让医生回归治病救人的角色。

（2）**从患者角度看**，C-DRG 所有病种组和定额标准都向社会公布，患者可以事先知道同类型疾病或伴有并发症，按照相应方式治疗后，出院结算时需要多少钱，真正做到了明明白白看病，实现"同病、同治、同价"。

（3）**从医保角度看**，打破传统的按项目付费方式，从资源消耗导向向以医疗服务产出为导向转变，并与价格改革相结合，从而推动从政府"管"费用到医院主动"管"成本转变；充分运用大数据技术手段,实现医疗服务行为可追溯,将参保人健康数据与医保支付方式进行有效关联,实现信息互联互通;通过支付方式改革,进一步完善基金使用、结算管理,提高医保基金使用效益。

38.

三明市医保支付方式
如何鼓励医院救治疑难复杂患者?

答:三明市在深化 C-DRG 收付费方式改革中,采取以下措施鼓励医院收治疑难杂症或危重患者。

(1) **建立沟通协商机制。**尊重医学的复杂性,与定点医疗机构搭建协商渠道,在 C-DRG 政策制定、执行过程中,对涉及 C-DRG 分组、权重调整、结算适用范围、入组患者基金支付方式等方面,积极沟通协商,有效解决政策制定、执行中存在的分歧和问题。

(2) **建立动态调整机制。**考虑临床需求、资源消耗、病情复杂程度等情况,建立病组、定额标准的动态调整机制。从制度上确保新技术、新项目能够进入 C-DRG,如:腔镜手术实际成本高于开放手术,适当给予腔镜手术政策点数补助(即适当提高价格),以鼓励腔镜手术的开展。对新引进的新技术、新项目等暂不纳入 C-DRG 收付费管理,先按项目付费,待技术成熟以后再纳入 C-DRG 分组标准来进行支付。2018—2024 年,动态调整 C-DRG 共 5 次,C-DRG 病组从改革初期的 788 个增加到 855 个,增加腔镜、介入等临床需求的治疗方式、技术。

（3）建立特殊病例调整机制。将住院天数小于1天或大于60天、住院费用极端值(＜定额1/3、≥定额2倍且10万元、≥定额3倍)、康复、精神和转院、死亡病例等情形作为特例退出C-DRG收付费,实行按项目结算;对于设有独立日间手术中心的定点医疗机构,其日间手术病例按照C-DRG组收费标准的85%由个人和统筹基金比例支付;对于在重症监护病房(ICU)进行治疗的病例和在一次住院治疗期间进行双侧手术的病例,在该C-DRG组收费标准的基础上加收20%。

（4）支持新技术新项目使用。三明市卫生健康委会同相关部门,联合出台三明市支持新技术新项目临床应用实施方案,经批准开展引进新技术、新项目的,先不纳入C-DRG收付费管理,待临床技术发展成熟,再纳入C-DRG收付费管理。同时,每年定期组织医疗机构申报新增符合要求的医疗服务项目,经认定的新增医疗服务项目在试行期由医疗机构自主定价。

（5）建立高值药品耗材除外机制。设置高值(单价1000元以上)药品、高值耗材目录,作为C-DRG收费除外机制,有利于国家医保谈判药品、集采药品耗材在医院落地使用,保障患者用药等服务需求。

39.

三明市为什么把
医疗服务价格调整放在突出位置？

答：医疗服务价格是医疗卫生资源配置的枢纽，是调整医疗服务供给方、支付方以及患者之间利益平衡的关键性杠杆，把医疗服务价格调整放在突出位置主要有三个方面考虑。

（1）**突出服务价值。**由于医疗服务价格长期实行计划管理，导致医疗服务价格调整力度小、速度慢，远低于医务人员的医疗服务价值和收入预期，在很大程度上影响了医务人员的积极性。通过医疗服务价格调整，体现医务人员提供医疗服务的技术价值、知识价值和劳务价值。

（2）**完善补偿机制。**三明市在取消药品耗材加成和降低检查检验费用后，快速打破了公立医院"以药养医"机制，同时，公立医院可支配收入也因此减少，亟须通过建立综合补偿机制，即调整医疗服务价格、增加政府投入、加强医疗机构精细化管理等途径解决。

（3）**巩固改革成果。**只有医疗服务价格调整到位，公立医院获得合理补偿，才能充分体现医务人员技术劳务价值，激励医务人员规范诊疗,全心全意为患者服务。通过医疗服务价格动态调整,有效保障公立医院公益性,优化公立医院物质要素与人才技术要素的比价关系,促进公立医院高质量发展。

40.

三明市医疗服务
价格调整经历了哪几个阶段？

答：2012年三明市开始治理虚高药价，2013年开始同步调整医疗服务价格，截至2024年底，主要经历了三个阶段。

（1）**医疗服务价格调整与取消药品耗材加成、完善公立医院补偿机制相结合阶段**。2013年2月，全市县级及以上医院全面取消药品耗材加成，由此减少的医院收入；医疗服务价格补偿占86.76%，财政补偿占10%，其余3.24%由医院通过加强精细化管理解决。在这一阶段，共调整4大类80个医疗服务项目价格，调增9 773.33万元。

（2）**医疗服务价格调整与完善药品采购供应机制、挤压药价虚高水分相结合阶段**。三明市通过药品耗材联合限价采购，堵住药品浪费、降低检查费等，采取分步实施、逐步弥补到位的方式，适当增加医务人员的劳务性收入。2015年分3次进行医疗服务价格调整，共调整3 165个项目价格，调增超过1.36亿元。同时，增设药事服务费，合理弥补医院药品管理成本，发挥药学服务作用，建立"以患者为中心、以合理用药为核心"的新型药学服务模式，保障患者用药安全。

（3）**医疗服务价格调整与推进公立医院高质量发展、促进"三医"协同发展和治理相结合阶段**。2019—2020 年,重点支持儿科、妇产科、康复医学、护理等临床薄弱学科建设发展,共调整 4 652 个项目价格,调增 2 353.54 万元。2021—2023 年,在总量基本持平的基础上,开展了 3 次结构性调整,降低大型检查设备的检查项目价格,调高体现技术劳务价值的治疗及手术项目价格,优化公立医院收入结构,推进医疗、医保、医药协同发展。

41

三明市在医疗服务
价格调整中把握的原则是什么?

答:三明市在医疗服务价格调整中重点把握七项原则。

(1) **总量控制原则**。总量过高,群众医疗费用负担过重,医保基金也难以承受;总量过低,影响公立医院健康发展。为此,三明市把总量控制作为医疗服务价格调整的前提,贯穿全过程。

(2) **多方受益原则**。医疗服务价格调整既要调动医院、医生的积极性,也要让群众受益,同时兼顾医保可持续发展,赢得社会广泛支持。三明市利用药品耗材价格降低的窗口期,根据医保基金承受能力,同步调整完善医疗服务价格,将药品耗材降价腾出费用空间总额的70%~80%转化为医疗服务收入,20%~30%用于惠及百姓。

(3) **适度级差原则**。三明市按照市、县、乡级医疗机构10%的级差拉开价格差距。等级高的医院管理水平、服务能力和技术水平相对更高,收费标准也相对更高一些。

(4) **优化结构原则**。价格调整的主要目的是理顺医疗服务比价关系、优化医院收入结构,使医疗服务收入、药品耗材收入、检验检查收入趋于合理比例。调价不仅要提高体现医务人员劳务价值的技术服务项目价格,还要下调一些价格偏高的检查、化验类项目,以及容易滥用或回报率过高的项目,遏制医院过度检查、过度治疗行为。

(5)**普遍调整原则**。三明市医疗收费项目近 4 000 个,如果调整面过窄或者只调整某类收费价格,不仅会影响医院的收入水平、学科发展、医疗资源布局,还会造成不同病种患者就医负担不公平。所以要进行合理的普遍调整,调整面尽可能广一些、种类全一些,落实公平公正的原则。

(6)**逐步到位原则**。医疗服务价格调整不可能一蹴而就,追求一步到位而调整幅度过大,可能适得其反。为此,三明市根据医保基金和老百姓的承受能力,坚持"药""价""保"有序衔接,逐步调整,平稳过渡。

(7)**医保跟进原则**。医疗服务价格调整不是孤立的,是"三医"协同发展和治理的一项重要内容,要与其他改革相配套、相衔接、相适应。特别是对一些敏感的医疗服务项目,如慢性病治疗、血液透析、化疗等长期治疗项目,医疗服务价格调整更要与其他改革同步考虑、同步推进,医保报销政策要同步跟进,提高报销比例,减轻这部分患者的看病负担。

42

三明市在医疗服务
价格调整中如何兼顾各方利益?

答:三明市坚持"总量控制、结构调整、有升有降、逐步到位"总原则,以"小步快跑"方式,持续深化医疗服务价格改革,平衡好公立医院、医保基金和群众三方利益。

(1)**充分发挥医疗服务价格"度量衡"作用。**通过价格动态调整,重点提高复杂手术等难度大、风险高或以技术劳务为主的医疗服务项目价格,适当体现医疗服务比价关系,支持公立医院重点、薄弱学科发展,支持新技术、新项目开展,推动医疗资源从"量的积累"向"质的提升"转变,促进公立医院高质量发展。

(2)**坚持系统观念,统筹推进价格与支付方式改革。**在动态调整医疗服务价格的基础上,注重与医保支付政策相衔接,实行医保基金"双打包"支付制度,即在12家总医院实行医保基金打包支付和对住院患者实行C-DRG收付费管理,在总量控制下,调整优化医疗服务价格,充分让有限医保基金发挥更高效益。

(3)**突出医疗服务价格结构性调整,总体不增加患者个人负担。**在开展医疗服务价格调整前,全面分析调价对患者医疗费用影响,统筹考虑居民、职工、低收入人群等各类人群费用负担情况,在合理调高体现技术劳务价值的医疗服务项目价格的基础上,同步降低大型设备检查、治疗等项目的价格。在总量范围内,灵活运用医疗服务价格工具,有升有降,动态调整,确保群众医药费用总体负担不增加。

43.

三明市医疗服务
价格调整是如何操作的?

答:三明市医疗服务价格调整具体有"四个步骤"。

(1) **提出动议**。统筹价格调整空间和窗口期,通过调价评估,测算已经有足够空间进行医疗服务价格调整时,向市医改领导小组提出启动调价建议。

(2) **制订方案**。组织开展医疗服务价格调整需求调查、项目价格(成本)调查,深入分析,筛选调价项目,拟订调整标准。征求各级医院、专家意见,结合静态模拟测算,形成调整初步方案。

(3) **深入论证**。对调价方案的合法性、合理性、可行性、可控性等方面进行全面分析、系统论证、综合研判,对调价方案进行风险评估和调价影响分析(研判调价后医药总收入增幅、群众负担等)。将论证后的调价方案报市医改领导小组会议研究审定。

(4) **动态监测**。建立监测评价体系,对医疗服务价格调整的效果和影响开展跟踪评价,分析调价结果对医保基金、患者负担、公立医院医药收入及医疗服务行为等各方面的影响,必要时可进一步研究调整。

44.

三明市如何开展
医疗服务价格调整前评估?

答:为更科学合理地调整医疗服务价格,三明市组织医保、卫生健康等部门在调价前开展评估,重点评估以下三方面内容。

(1) **评估调价窗口期。**对公立医疗机构年度医药收入主要指标开展评估分析,观察医院医药收入增长幅度,医药收入增长幅度超过10%,则不宜进行价格调整;低于10%,按程序启动医疗服务价格调整工作;出现医保基金当期结余、医保基金累计结余可支付月数超出警戒线的慎重调价;发生重大灾害或重大公共卫生事件等情况,不得调价。

(2) **评估调价总额空间。**不简单以药品耗材联合限价采购中节约的金额作为调价空间,而是通过医保基金运行分析,结合医保基金当期结余、医保基金累计结余等各方面影响因素,综合考虑来确认调价的实际空间。在挤压药品耗材空间有限的情况下,可以通过降低检查化验收费价格所腾出来的空间,适时采取结构性调整,进一步调高体现技术劳务价值项目的收费价格。如医院收入结构不合理,大型检查治疗设备回报率、检验毛利率偏高的,须通过价格调整,降低大型设备检查、检验类项目价格,提高技术服务项目价格,在总量范围内有升有降,确保患者就医负担总体不增加。

(3)**评估社会风险。**对调价方案开展风险评估和影响分析,对调价总量大的,按照程序启动重大决策社会稳定风险评估,出台调价评估实施方案,广泛征求利益相关方(部门、群众、医疗机构)的意见建议,制定风险调控化解措施和解决办法,做好应对处置预案。召开调价风险评审会,对决策方案的合法性、合理性、可行性和风险可控性进行全面深入研究,从源头上防范化解社会矛盾风险,保障医疗服务价格调整顺利实施,服务改革发展稳定大局。

45.

三明市为什么
增设药事服务费？

答：增设药事服务费主要有三方面考虑。

（1）**合理弥补医院药品管理等基本成本。**2013年2月，三明市全面实行药品耗材零差率改革后，药剂科（药房）开展药品管理，提供药事服务等成本需要合理的补偿渠道。

（2）**发挥药学服务作用。**发挥药师在用药医嘱审核、临床药物治疗、调剂核发药品、处方点评等方面的专业技术作用。加强药师对医师处方行为的监督指导，开展药物治疗管理、药品不良反应监测、药害事件监测、临床药效评价以及药物临床研究等。强化药事管理与质量控制，更好保障临床用药安全、合理、有效。

（3）**健全药事服务管理。**进一步建立安全、合理、有效用药的激励与约束机制，健全"以患者为中心、以合理用药为核心"的新型药学服务管理体系，更好保障患者用药第一关。通过改革，全市县级及以上公立医院药师队伍人均年收入由改革前2011年的3.80万元增加至2023年的12.65万元，最高达35.81万元。

表 3-1　三明市药事服务费调整情况

次数	时间	调整项目
第 1 次	2015 年 2 月	设立中药饮片药事服务费(不含中成药和中药免煎煮),由医保基金全额报销。二级以上医院收取中药饮片药事服务费 20 元/(人·次)、乡镇卫生院(社区卫生服务机构)收取中药饮片药事服务费 10 元/(人·次)
第 2 次	2016 年 1 月	调高基层中药饮片药事服务费,乡镇卫生院(社区卫生服务机构)收取中药饮片药事服务费 20 元/(人·次),由医保基金全额报销
第 3 次	2017 年 9 月	增设药事服务收费项目,增加全市公立医院药事服务收入 3 663.76 万元。其中:门诊药事服务费 10 元/(人·次)、门诊药事服务费-中药饮片 30 元/(人·次),由医保基金全额报销;住院药事服务费 30 元/(人·次),纳入医保基金全额报销
第 4 次	2020 年 12 月	增补基层门诊中药药事服务收费项目,乡镇卫生院(社区卫生服务机构)门诊药事服务费-中药饮片 20 元/(人·次),增加基层医院药事服务收入 693.42 万元。由医保基金全额报销(与 2016 年的区别:2016 年时未设收费编码,仅在医院与医保结算时由医保基金支付给医院;2020 年底,正式增加基层门诊中药药事服务收费项目)
第 5 次	2021 年 2 月	调高二级及以上公立医院药事服务项目收费标准,增加全市公立医院药事服务收入 3 733.71 万元。 二级公立医院:门诊药事服务费 13 元/(人·次)、门诊药事服务费-中药饮片 30 元/(人·次),由医保基金全额报销;住院药事服务费 45 元/(人·次),纳入 C-DRG 收付费标准,退出 C-DRG 组的纳入医保范围全额报销。 三级公立医院:门诊药事服务费 15 元/(人·次)、门诊药事服务费-中药饮片 30 元/(人·次),由医保基金全额报销;住院药事服务费 50 元/(人·次),纳入 C-DRG 收付费标准,退出 C-DRG 组的纳入医保范围全额报销

46.

三明市如何
分阶段实施年薪制？

答：从改革至今，三明市持续深化公立医院薪酬制度改革，分三个阶段推进。

（1）**院长年薪制**。改革导向是让院长代表政府履行对医院的建设、管理、监督等责任，2013年开始实行院长年薪制改革，院长年薪由同级财政承担，同时，试行医生（技师、临床药师）目标年薪制，规范医务人员诊疗行为。

（2）**全员目标年薪制、年薪计算工分制**。2015年开始将年薪制范围扩大到医院全体职工，实行"全员目标年薪制、年薪计算工分制"，坚持效率优先、兼顾公平的原则，薪酬体现按劳分配、优劳优得，打破了医务人员薪酬收入与医院经济效益挂钩的模式。

（3）**全员岗位年薪制**。在"全员目标年薪制、年薪计算工分制"的基础上进一步优化调整，2021年开始实行全员岗位年薪制，突出岗位价值和"以健康为中心"，优化薪酬分配结构，探索按健康绩效取酬的薪酬分配制度，引导医院和医务人员的医疗行为与人民群众的健康需求同向而行，提升健康效益，增进百姓健康福祉。

通过三个阶段的薪酬制度改革,促进公立医院从注重经济效益转向更加注重社会效益和健康效益。

47.

三明市如何计算
公立医院党委书记、院长和总会计师年薪?

答:2013 年,三明市在二级及以上公立医院中实行党委书记、院长年薪制;2016 年,在二级及以上公立医院实行总会计师目标年薪制,并制定总会计师绩效考核办法;2019 年,全面落实党委领导下的院长负责制,同步实施公立医院党委书记年薪制。

(1) **党委书记、院长年薪。** 党委书记、院长年薪由同级财政承担,并结合当地社会经济发展水平,动态调整年薪基数。在目标年薪基础上,结合考核结果确定年薪。党委书记、院长年薪=年薪基数+年薪基数×(党委书记、院长最终得分%-80%)-责任扣款。党委书记、院长考核得分与总会计师考核得分相互挂钩(党委书记、院长最终得分=党委书记、院长考核得分×80%+总会计师考核得分×20%)。同时,明确考核以 80 分为合格线,不合格的仅发给基本年薪;高于 80 分,每增加 1 分,增加年薪基数一个百分点;每减少 1 分,扣减年薪基数一个百分点。

（2）**总会计师年薪**。总会计师年薪由同级财政列入预算,拨付给同级卫生健康部门发放。总会计师的年薪收入与考核情况挂钩,考核办法由市医改领导小组制定[总会计师应得年薪=年薪基数×(党委书记、院长考核得分×40%+总会计师考核得分×60%)]。

48

三明市"全员目标年薪制、年薪计算工分制"是怎么设计的?

答: 在 2013 年试行医生(技师、临床药师)年薪制的基础上,2015 年开始对全市县级及以上公立医院实行"全员目标年薪制、年薪计算工分制"。

(1) **实行全员目标年薪制。**将二级及以上公立综合、中医医院的护理、行政后勤人员全部纳入目标年薪制管理。各医院在市医改领导小组核定的工资总额内进行内部分配。

(2) **实行年薪计算工分制分配。**各医院内部实行目标年薪计算工分制,并研发年薪计算工分制软件。各科室、各部门负责内部工分计算,即根据具体的工作项目再细化计算到治疗小组、个人,当患者出院或门诊完成就医后,计算机软件自动将工分数分配到每一位医务人员。严禁按医疗服务收费、药品耗材、检查化验等收入指标计算工作量工分。年薪计算工分由基础工分、工作量工分和奖惩工分三个部分组成。基础工分由职务工分、职称工分、工龄工分构成,基础工分比例不超过工分总额的 30%。工作量工分占工分总额 65% 以上,根据部门和岗位职责要求,计算各科室、各部门不同单元的工分数量。奖惩工分不超过工分总额的 5%，包含医疗质量、帮扶基层、救援任务、患者满意度、医疗事故、药占比、门(急)诊和住院次均费用、医疗纠纷等项目。每名员工的实际年薪=工分数×工分值(工分值=全院工资总额÷全院总工分数)。

(3) **严格落实"两个严禁"。**严禁给科室和医务人员设定创收指标任务，严禁将医务人员年薪与药品、医用耗材和检验检查等业务收入挂钩，推进合理检查、合理用药、合理治疗，促进公立医院回归公益性质、医生回归看病角色、药品回归治病功能。

(4) **实行年薪发放阳光化。**在发放上一年度年薪后，各家医院必须将全院人员的年薪发放结果以正式文件下发到各科室、各部门，同时在院内局域网、院务公开栏等公开，并在 10 个工作日内上报市医改领导小组。

(5) **配套单项奖励制度。**学科建设、技术创新、优秀表彰等单项奖励，由医院在结余分配按规定提取的党委书记、院长奖励基金中另行奖励，不列入年薪总额。

49.

三明市正在实行的
全员岗位年薪制有哪些内容？

答：2021年，三明市在"全员目标年薪制、年薪计算工分制"的基础上，进一步优化调整，突出"以岗位价值和健康为中心"，实行全员岗位年薪制。

（1）**薪酬改革全覆盖。**将年薪制扩大到县、乡、村各级医疗机构和专业公共卫生机构，实现全覆盖。同时，推进县、乡、村同责同酬，即打破医疗机构等级界限，按岗位实行统一基本年薪标准，各基层分院和公办村卫生所的收入纳入总医院统一管理，各基层分院和公办村卫生所的薪酬由总医院统一核算、统一分配。

（2）**改革工资总额核定办法。**公立医院工资总额由基本年薪总额和绩效年薪总额构成，其中基本年薪总额按照各类人员职称、人数进行核定（不同职称、不同类别人员的基本年薪标准不同，但不分医院等级，不定期进行动态调整），绩效年薪总额按照医疗服务收入的10%提取，并与党委书记、院长考核结果挂钩。

（3）**明确个人年薪的构成。**建立基本年薪为主、绩效年薪为辅，主要体现岗位职责和知识价值的全员岗位年薪制。全员岗位年薪由基本年薪、绩效年薪、党委书记、院长奖励年薪 3 部分组成,其中:基本年薪部分可以根据岗位职责履职考评情况对部分人员上浮20%(三级医院上浮 30%)、下调 50%,奖优罚劣,严禁基本年薪与创收指标挂钩;绩效年薪部分,按照病种工分核算,相应病种对应一定工分,治疗技术难度越大工分值越高,收治的患者难度越大、人数越多,得到的病种工分就越多,核算绩效年薪也越高,激励医生钻研医术、提升本领,同时与健康管理成效相挂钩;党委书记、院长奖励薪酬部分,则是对有特殊贡献的人员进行单项绩效奖励,比如对在新技术、新项目、学术科研等方面取得成绩的进行奖励,该部分从当年医院收支结余中提取 10%,不纳入工资总额。

50

三明市公立医院
工资总额是怎么核定的?

答:三明市公立医院工资总额核定随着医改推进,结合薪酬制度改革不断完善,不同阶段动态调整。

2013年,三明市在全市所有二级及以上公立医院实行新的工资总额核算制度,将医院医药总收入(即医疗收入)分为三块,即药品耗材、检查化验、医疗服务收入(包括诊察护理床位及手术治疗收入)。医院工资总额计算仅与医疗服务收入挂钩,切断医院人员工资与药品耗材、检查化验收入的直接联系,破除医院逐利机制。计算公式:工资总额=当年医疗服务收入×工资比率×院长年度考核得分÷100×1.4(修正值),其中:工资比率=上一年医院实际发放工资总额÷上一年医院医务收入。同时,将查处的违规使用医保基金从工资总额直接扣除。

2016年,计算工资总额医疗服务收入中不再包含床位收入、不计费耗材成本,要求医院降低成本,提高运行效率,充分体现医务人员技术劳务价值。计算公式:工资总额=保留档案基数工资+当年计算工资总额医疗服务收入×(党委书记、院长年度考核得分÷100)×1.23(调节系数)×1.25(修正值),其中:计算工资总额为医药总收入扣除药品耗材收入、检查化验收入、床位收入和不计费耗材支出的收入。

2019 年，进一步明确医院当年度发放工资总量由当年度工资总额、C-DRG 绩效考核奖励金、慢性病一体化管理绩效考核奖励金和家庭医生签约服务收入 4 个部分构成，并提出公立医院收入结构目标是"医疗服务收入∶药品耗材收入∶检查化验收入为5∶3∶2"。计算公式调整为∶工资总额=保留档案基数工资+计算工资总额医疗服务收入×计算工资总额医疗收入调节系数×(党委书记、院长考核最终得分÷100)+按一定比例提取的医保基金包干结余资金，其中∶计算工资总额医务性收入调节系数=50%/(计算工资总额医疗服务收入+家庭医生签约服务收入+基金包干结余资金+C-DRG 绩效奖励金+慢性病一体化管理绩效考核奖励金/医药总收入×100%)。

2021 年，实施公立医疗机构薪酬制度完善工程，进一步改革工资总额核算办法，医院工资总额由基本年薪总额和绩效年薪总额构成，其中基本年薪总额按照各类人员职称、人数进行核定(基本年薪不分医院等级)；绩效年薪总额按照医疗服务收入的 10% 提取，具体计算公式为∶绩效年薪总额=医疗服务性收入×10%×(党委书记、院长考核得分×0.8+总会计师考核得分×0.2)÷100×1.1(修正值)。

51.

三明市如何保障
公立医院薪酬改革经费来源？

答：三明市重点从三个方面保障公立医院薪酬改革经费来源。

（1）**建立价格补偿机制。**通过"腾笼换鸟"，动态调整医疗服务价格，体现医务人员技术劳务价值，促进医院收入结构优化，提高医院收入的"含金量"，为薪酬制度改革提供财力保障。

（2）**建立健康引导机制。**通过实行医保基金打包支付，将医保控费的外在压力转化为医院节约成本提高运行效率的内生动力，引导医院和医务人员"治已病"与"治未病"并重，积极参与健康知识普及，引导群众养成健康生活方式，提高全民健康素养水平。把结余资金纳入医疗服务收入，可用于公立医院高质量发展、重点专科建设、薪酬分配等各项开支。

（3）**健全投入保障机制。**公立医疗机构改革前的合规历史债务本息全部由同级政府承担，基础建设、大型设备购置等六项基本投入由同级政府全额承担。财政全额保障公立医院党委书记、院长和总会计师年薪。

52.

三明市采取什么措施
规范公立医院薪酬分配？

答：为了防止公立医院在薪酬分配中产生分配不均、差距过大，推动薪酬分配更加科学合理，三明市从三个方面规范公立医院薪酬分配。

（1）**严格执行"两条红线"原则。**医院工资总额根据考核结果由三明市人社局、财政局、医改领导小组秘书处联合发文进行核准，医院在核定额度内自主分配，不得突破核定的工资总额，也不得亏损兑现工资总额。

（2）**严格执行"一条底线"原则。**当医院无法兑现医务人员档案工资时，不足部分由当地财政补足，保证档案工资发放。

（3）**明确工资总额的分配结构。**原则上医生（技师、临床药师）、护理和行政后勤管理团队的分配分别占工资总额的50%、40%、10%。并规定把握好医生、护士和行政后勤人员的最高年薪比例，护士应在医生最高年薪的70%以内，行政后勤人员应在医生最高年薪的 50% 以内,有副高及以上职称的行政后勤岗位专业技术人员,可按职称取酬,按同级别医生类的 70% 标准执行,医务人员个人最高奖励不得突破规定目标年薪的 1 倍。

53.

三明市在专科医院
薪酬制度改革上做了哪些探索？

答:2017年,三明市妇幼保健院、三明市皮肤病医院、三明市台江医院(三明市精神卫生中心、三明市第四医院)等专科医院开始参照公立医院薪酬政策,逐步探索薪酬制度改革。

(1)**规范薪酬总量管理。**从当年度医疗收支结余中,提取一定比例,作为专科医院的增量绩效,与原档案工资一并构成薪酬总量;其中,三明市妇幼保健院、三明市皮肤病医院均按50%,三明市台江医院按75%提取。

(2)**规范薪酬分配原则。**各专科医院在核定的薪酬总量范围内发放薪酬,不得突破核定的薪酬总量,薪酬总量有结余的允许结转下年度使用,超过薪酬总量违规分配的,除从下一年度扣回外,还要追究院长相应责任;不得亏损兑现薪酬总量,出现医疗收支亏损时,不得计提追加部分。此外,医务人员收入与科室创收和药品、医用耗材、医学检查等业务收入脱钩。

(3)**严格执行分配标准。**个人薪酬标准不得高于二级公立医院同职称目标年薪标准,其中,个人"五险一金"仍按档案工资基数缴纳,并计入薪酬总量。

在前期改革试点的基础上,从 2021 年起,将专科医院全部纳入公立医疗机构薪酬制度改革范畴,执行全员岗位年薪制薪酬分配制度。

54.

三明市如何在基层医疗卫生机构推行薪酬制度改革？

答：从 2014 年起，三明市参照公立医院薪酬制度改革的做法，实行定岗定编不定人，按照工资总额控制、人事自主、分配自主、管理自主的改革原则，在全市基层医疗卫生机构（乡镇卫生院、社区卫生服务中心）开展薪酬制度改革，改革工资总额核定办法，打破编制内外人员使用界限，实行全员目标年薪制，实现同工同酬。

基层医疗卫生机构人员工资核定总额由三部分构成：一是所有人员（含编制外人员）的基本工资和基础性绩效工资，由财政核拨；二是扣除成本后基本公共卫生项目服务的收入；三是医疗服务收入扣除运行成本后的 80% 用于发放工资。院长（主任）年薪=单位工资总额÷（总人数+2）×3。医务人员年薪=档案工资+绩效考核年薪。

2022 年以来，基层医疗卫生机构参照二级及以上公立医院，实行全员岗位年薪制，明确基层医疗卫生机构的工资纳入总医院年薪工资总额统一核算，只负责行政管理的基层医疗卫生机构院长（主任）年薪不超过 25 万元，医务人员的基本年薪基数不再区分医院等级和岗位，全员按照不同群体和职称等级进行核定，医务人员年薪＝基本年薪＋绩效年薪,基本年薪与岗位职责考核结果相挂钩,按照岗位履职情况在一定比例空间上下浮动(可上浮 20%、下浮 50%),绩效年薪与健康绩效的成效等考核结果相挂钩。

55.

三明市如何对公立医院
主要负责同志进行考评?

答:为促使公立医院主要负责同志切实履行职责,维护公益性,加强对医院的科学化、精细化管理,保证医院持续健康发展。三明市重点从三个方面健全完善对公立医院主要负责同志的考评体系。

(1)**动态调整考核方案。**市医改领导小组每年根据上一年度考核情况,结合当年度重点任务,调整公立医院党委书记、院长绩效薪酬考核方案,从医院管理、医保管理、重点改革等方面,对党委书记和院长履职情况进行全面考核。

(2)**强化考核结果的运用。**考核结果除与党委书记、院长年薪挂钩外,还与总会计师年薪及医院工资总额核定挂钩,变一人责任为全员共同责任,有效调动全体医务人员参与医院运行管理的积极性。

(3)**严格奖惩措施。**对年度考核不合格的,将进行诫勉谈话,连续两年不合格的予以免职。对虚增或变相虚增门诊人数、住院人数及分解住院天数的,拒收患者被举报查实的,发生重大及以上安全责任事故的,党委书记、院长个人发生违纪违法行为的,单位发生违纪违法行为应追究主要领导责任的直接评定为不合格,实行一票否决,只发放原档案工资。对发现的分解住院现象,每发现一例扣党委书记、院长原档案工资各 5 000 元。从 2022 年起,在全市的考核中,二级医院党委书记、院长考核分值排名居前三名的,分别奖励党委书记、院长各 3 万元、2 万元、1 万元,排名居后三名的各扣 1 万元、2 万元、3 万元;在全市 12 家总医院中,三级医院党委书记、院长考核分值排名第 6~7 名、第 8~9 名、第 10~12 名的,分别扣党委书记、院长 3 万元、5 万元、10 万元。

56

三明市公立医院如何建立医务人员考评体系?

答:目前,三明市实行全员岗位年薪制,明确公立医院"三定"方案,即定岗、定人、定责,探索建立按需设岗、竞聘上岗、以岗定责、以责定薪、责薪相适、考核兑现制度。

(1) **完善以岗位职责为核心的考评体系**。在医务人员考评中,以岗位职责为核心,将医务人员的基础工作量、医疗质量、患者满意度、健康管理及医疗卫生资源下沉等作为衡量其履职情况的关键指标,履职情况直接与医务人员岗位年薪挂钩,使考评更加聚焦服务的实际效果与患者的实际健康收益,引导医务人员提升服务质量和健康管理能力。

(2) **建立分类分级的考评机制**。根据医务人员的身份类别、岗位职责和专业技术职称等,制定了差异化的考评标准。一是按身份分类。根据医务人员的职业类别,将其划分为医师、护士、药师、技师等四大类。二是按职称分类。依据医务人员的专业技术职称(初级、中级、高级)进行分级考评。每个职称级别的医务人员都有不同的岗位责任要求,使考评标准能够更有针对性,确保高职称医务人员承担更多责任和更复杂的任务,而低职称医务人员能够通过考评了解自身提升的方向。三是按岗位分级。考评体系还对不同科室的医务人员设定了不同的评价指标。例如,急诊科与门诊科室的工作性质和节奏存在显著差异,因此在考评中,急诊科医务人员的考评标准更侧重于急救反应速度与病患处理的准确性,而门诊科室医生则更关注诊疗效果和患者沟通质量。

(3) **充分运用信息化技术。**为了确保考评的客观高效,通过充分利用信息化技术,医院各职能科室共同参与,借助医院信息系统(如电子病历系统、门诊管理系统、绩效考核系统、患者满意度 AI 调查系统等),实现对医务人员工作数据的实时收集和分析。

(4) **考评结果的运用。**考评结果直接与年薪、评先评优、职称晋升等挂钩。表现优异的医务人员不仅能够获得更高的薪酬待遇,还将有更多的晋升和评先评优机会;而对于考评结果较差的医务人员,医院则会提供相应的培训和改进计划,以帮助其提升专业能力,改善工作表现。

57.

三明市如何实行二级及以上
公立医院机构编制备案制管理？

答：为进一步赋予公立医院人事自主权，2020年7月，三明市在福建省率先推行二级及以上公立医院（以下简称"公立医院"）机构编制备案制管理，创新公立医院编制管理方式，为深化公立医院改革、促进医疗卫生事业发展提供了强有力的机构编制保障。

（1）**明确备案制管理事项**。将公立医院在编制管理机关核定的机构编制总量内的人员编制结构调整、人员编制使用、内设机构调整等权限下放给公立医院，打破原有按规定需报同级编制管理机关审批的管理模式，切实保障公立医院用人的自主权。

（2）**明确备案制管理程序**。着重从人员编制结构调整、人员编制使用、内设机构调整等三个方面，明确编制备案管理的标准、程序和时间要求，确保编制备案管理规范有序推进。

（3）**强化备案制管理监督**。明确机构编制、人社、财政、卫生健康等部门的职责分工，机构编制部门负责公立医院备案制管理工作,加强对公立医院备案事项的事中事后监管;财政、人社、卫生健康等部门负责配合做好相关工作;公立医院负责做好备案制管理的具体组织实施工作。

58.

三明市如何创建
"无红包"医院？

答：近年来，三明市医疗卫生系统在持续推进医药卫生体制改革的同时，不断加强行风建设，深入开展医务人员收受"红包"问题整治，着力加强长效机制建设、健全工作责任制，塑造了风清气正的行业新风尚。

（1）**全系统宣传动员。** 2022年，召开全市创建"无红包"医院工作动员会，向12家总医院和3家市属专科医院颁发责任书，组织观看警示教育片，各医院在会上作表态发言，并在《三明日报》上向社会公开承诺，向社会公布医院、卫生健康部门、纪委监委信访室举报电话。

（2）**加强医务人员"准则"教育。** 把《医疗机构工作人员廉洁从业九项准则》及实施细则作为新时代医务人员的基本行为准则和"红线""底线"，列入医院科室周例会的内容，融入实际工作和业务管理中，做到全员覆盖、全员知晓。

（3）**加强医德医风教育。** 全市各级医院通过加强医疗卫生机构廉洁文化建设，常态化开展医德医风教育，营造浓厚廉洁文化氛围和执业环境；严格执行医务人员医德考评制度，建立有效的激励和约束机制；重视发挥正面典型的示范引导作用，加大对"三明市最美医务工作者"等医疗卫生行业先进个人、先进集体的表彰和宣传力度，向全社会传递医者仁心的正能量。

（4）**加强线索摸排。**市、县两级卫生健康行政部门联合当地纪检监察、驻委（局）纪检组相关人员深入各级各类医疗机构，对"无红包"医院创建工作进行全面督导检查，推动问题整改，2020—2024年，全市医务人员主动上交、退还患者"红包"997人次、金额54.08万元。

（5）**强化考核问责。**把创建"无红包"医院工作纳入医院党委书记、院长年薪制考核内容，医务人员收受"红包"一经查实（医院自查除外），每起扣党委书记、院长、纪委书记当年年薪各5 000元，超过6起，取消党委书记、院长、纪委书记当年年薪，只发放档案工资。

第四章

完善医疗卫生服务体系

三明市采取哪些措施
提升整体医疗服务能力？

答：为进一步提高全域整体医疗服务能力，满足群众看好病和更高层次的健康需求，三明市重点从四个方面抓提升。

（1）**深化卫生健康对口合作。**持续深化与中山大学附属第一医院（以下简称"中山一院"）、中国中医科学院广安门医院（以下简称"广安门医院"）、上海交通大学医学院附属瑞金医院（以下简称"上海瑞金医院"）等国内高水平医院的合作共建，加快推进三明市第一医院、三明市第二医院、尤溪县总医院3个省级区域医疗中心建设；鼓励并支持县级医院与对口合作地区、省内外高水平医院建立对口合作机制，通过技术平移、临床专科"一对一"对接、专家驻点、"名医工作室"、远程医疗协作等方式，推动优质医疗资源扩容和下沉，提升医院管理水平、运营能力，以及重点病种、急危重症、疑难复杂疾病诊治水平。

（2）**加强临床重点专科建设。**三明市通过分级分类开展临床专科能力建设，培育建设一批在医疗技术、医疗质量、临床研究等方面具有一定竞争力、影响力的优势专科。同时，优化优质医疗资源配置,采取加大资金投入力度、积极与省内外高水平医院建立帮扶机制、柔性引进省内外知名专家"传帮带"等措施拓展新技术、新项目,不断提升专科服务能力和水平。

（3）**加强卫生健康人才培养。**加大重点领域、紧缺专业、关键岗位专业技术人才的引进力度,通过实施"三个一批"基层医疗卫生人才队伍建设项目(支持申报一批卫生健康中青年重大科研项目,选送一批省卫生健康中青年人才赴外研修,引进一批医疗卫生高层次人才团队和客座专家)、新一轮定向培养、高职本科贯通培养、大学生乡村医生专项计划等综合措施,加快补齐县域医师队伍短板,充实基层医疗卫生人才力量,强化基本医疗服务托底保障。

（4）**深化急救治疗能力建设。**在10家总医院推动"四个下沉"(人员、技术、服务、管理下沉),推进卒中、胸痛、呼吸诊疗、创伤四大中心建设,提升急危重症救治水平。

60.

三明市如何与国内高水平医院开展合作？

答：为着力提升公立医院医疗服务能力，三明市积极向外借力，主动对接省内外高水平医院，重点从四个方面深化合作，着力提升医疗服务能力。

（1）推动学科建设。与中山一院、广安门医院以及上海瑞金医院等23家高水平医院组建"一对一"专科团队精准对接，通过专家驻点、设立"名医工作室"、人员培训进修、加入专科医疗联合体等方式，推动诊疗技术平移，开展新技术、新项目，提升专科建设水平。自2022年合作以来，三明市公立医院开展新技术、新项目1 119项，其中2个项目填补了福建省空白；全市有6个专科加入上海瑞金医院医疗联合体，上海瑞金医院首批8项技术平移试点项目落地三明市。

（2）加强人才培养。柔性引进高水平医院客座专家及团队高层次人才，通过专家授课、"师带徒"跟师培训、成立"青年学苑"等方式，实现人才培养同质化。同时，选派临床骨干、行政管理干部到北京、上海、广州等地进修、培训、访学。此外，向上海中医药大学等高校选送定向博士,为三明市公立医院高质量发展储备本土化人才队伍。

（3）**加强学术交流**。邀请高水平医院专家来三明市开展大型义诊、复杂手术带教、培训讲座、学术交流会议等活动,与对口合作医院建立远程协作关系,实现医院间优质医疗资源共享。争取高水平医院的科研指导和支持,独立开展或参与科研项目,带动学术水平提高。

（4）**提升医院管理水平**。选派大批量医院中层以上干部到高水平医院跟班学习,引进医院管理专家驻点挂职,平移先进医院管理理念,强化信息系统建设,将医院管理内容精准到科室、诊疗组、医务人员和重点病种,提升医院管理精细化和科学化水平。

61

三明市在强化
人才队伍建设方面有哪些举措？

答：三明市重点从六个方面强化人才队伍建设。

（1）**加大高端人才引育力度**。一是加大医学人才招聘。实行机构编制管理备案制，落实公立医院用人自主权，简化人员招聘方式，支持医疗卫生机构采取专项公开招聘，赴省内外医学院校招聘引进紧缺急需人才。二是加强医学人才培养。实施卫生健康人才培养工程，市级设立专项基金 3 800 万元。打造人才培养高地，以 3 个省级区域医疗中心、闽西北区域中医医疗中心为平台，对接中山一院、广安门医院、上海瑞金医院等国内高水平医院，引进专家驻点帮扶来本地教，"组团式"进修去实地学。开展校地合作，与福建医科大学建立合作共建，在人才培养、科研创新、医学教育基地建设、医疗服务能力提升等领域开展合作，建立全方位、深层次、立体式合作机制。以"沪明合作"为契机，依托上海中医药大学为三明市公立医院定向培养博士。三是加大柔性引才力度。贯彻落实《福建省卫生健康高层次人才队伍建设行动计划（2021—2025 年）》，柔性引进广安门医院、上海交通大学医学院附属仁济医院团队,省内外名医名家在三明设立"名医工作室"
65个。

（2）**壮大基层卫生人才队伍**。一是实施"三个一批"基层医
学人才项目,充实农村医疗卫生人才队伍,提升基层医疗卫生人
才素质和服务能力,努力实现小病不出乡。二是实施大学生乡村
医生专项计划,引导大学生乡村医生服务农村、扎根农村。三是
推进县域医共体人员交流,出台《关于深化紧密型县域医共体人
员管理的意见》,赋予总医院编制使用、人员招聘、人事调配等自
主权。

（3）**培养医防融合复合人才**。加强医防互训,强化临床医务人
员疾病预防控制相关知识技能培训和公共卫生人员临床相关知识
技能培训,推进医疗服务与公共卫生服务协同融合。强化双向交流
锻炼。制定《三明市实施疾控机构与医疗机构双向交流锻炼方案》,
推动疾控机构与医疗机构双向交流锻炼。

（4）**传承创新中医队伍建设**。出台《三明市中医药人才培养工
程实施方案》,推进闽西北区域中医医疗中心建设,广安门医院先后
派出18名专家驻点帮扶三明市中西医结合医院,设立中医专科专
病培训基地,培养中医药人才。

（5）**完善卫生人才评价机制**。完善职称评审制度,细化操作标
准,规范组织程序,建立健全以能力和业绩为导向的人才评价机制,
突出品德、能力和业绩评价。优化调整岗位结构比例。将市属二级
及以上医院高级、中级、初级岗位结构比例控制标准由2.5∶4∶3.5

调整为 3.5∶4∶2.5,提高高级职称人员比例。组织开展高层次人才和实用型人才认定、省卫生健康有突出贡献中青年专家、省"雏鹰计划"青年拔尖人才申报等人才评价。

62.

三明市如何解决
基层人才短缺的问题?

答:三明市重点从四个方面补齐基层人才短板。

(1) **创新招聘渠道。** 2020年7月,三明市出台《三明市公立医院机构编制备案制管理办法》,将原来人才招聘编制使用由编制部门审批制改为备案制,赋予总医院自主招聘权,在编制总量控制范围内,由公立医院采取直接面试考核的办法招聘人才。公立医院通过校园招聘、人才双选会等形式招引的人才可以直接入编,提升编制使用效率,加快人才上岗速度。2020年至2024年10月,全市总医院共招聘1 200人,其中研究生23人,本科生727人、专科生450人。

(2) **创新委托培养机制。** 2013年以来,三明市委托省内医学院校(福建医科大学、福建中医药大学等)培养一批本土化人才,经费由同级财政部门承担,包括学费、生活补助等,本科及以上人才在二级以上医院予以直接入编。同时,三明市还委托原厦门医学高等专科学校、泉州医学高等专科学校等为乡镇卫生院定向培养本土化全日制大专层次医学人才,毕业后采取考核聘用"直通车"的方式到乡镇卫生院上岗。2013年以来,三明市累计培养定向本科生633人、大专生833人。

(3) **创新乡村医生培训机制。**从2021年起,依托三明医学科技职业学院设立三明市乡村医生培训分中心,开展乡村医生规范化培训,每年培训乡村医生2 000名左右。同时,培养中专层次的乡村医生410人。

(4) **创新全科医生培养。**在全省率先出台改革完善全科医生培养与使用激励机制的文件,采取加强执业注册引导、设置全科医生岗位、落实职称晋升通道、优化绩效考核办法、加强基层编制管理等措施,加大全科医生培养力度。同时,将全科医生执业注册率列入公立医院党委书记、院长年薪考核内容,推动医院重视全科医生培养。2021—2023年,全市每万人口全科医生注册数分别为4.13人、4.99人、6.39人,均位居全省前列。

63.

三明市为建设
分级诊疗体系采取了哪些措施?

答:三明市推进城市医院与基层医疗卫生机构分工协作机制建设,引导患者合理选择医疗机构就诊,减轻患者看病负担,形成"基层首诊、双向转诊、急慢分治、上下联动"的诊疗模式,推动实现大病重病在市级解决、常见病多发病在县级解决、头疼脑热等小病在乡村解决,为老百姓提供优质高效、系统连续、公平可及的卫生健康服务。

(1)**基层首诊**。发挥家庭医生团队的作用,原则上患者的首诊医生为签约的家庭医生,引导患者一般病、常见病、多发病在基层医疗卫生机构就诊,逐步实现能在基层医疗机构诊治的不到县级医院诊治、能在县级医院诊治的不到市级医院治疗、能在门诊治疗的不收住院治疗的目标。二级及以上医院将便民门诊设在社区卫生服务中心。

(2)**向上转诊**。遵循分级诊疗、逐级转诊的原则,按照疾病的轻、重、缓、急及治疗的难易程度分级诊治,逐步建立并规范乡转县、县转市、市转市域外的逐级向上转诊制度,明确二级及以上医院市域外转诊率控制在 6% 以下。

一是乡转县。基层医疗机构对外公布本机构可诊治的病种目录或诊疗项目清单,对首诊病种目录或诊疗项目清单内的疾病患者确需上转的,基层医疗机构通过转诊平台将患者的病史、病历、诊治等情况共享给拟转入的县级医院,实行向上转诊审核责任制,及时将患者转到县级医院就诊。

二是县转市。经县级医院转诊管理部门评估,对超出诊治能力的患者,原则上转本市市级医院诊治,经市级医院转诊管理部门评估,出具转诊接收意见,县级医院第一时间组织转市级医院诊治。同时,建立市级医院间高效转诊机制,根据各医院专科优势与特长开展院间转诊,提高医疗资源和医保资金使用效率。

三是市转市域外。三明市第一医院作为全市市域外转诊就医"把门人",所有医院提请转市域外就医的,需经三明市第一医院转诊管理部门评估,康复、肛肠、骨伤、生殖、中医等相关专业疾病由三明市第一医院联合三明市中西医结合医院共同评估,对确需转市域外就医的患者,三明市第一医院转诊管理部门出具转诊意见,相关医院组织转诊;其他患者,根据市级医院专科优势与特长,转相关市级医院诊治。三明市第一医院转诊管理部门要为转市域外就诊患者提供有效解决方案,为患者联系转诊医院、转诊医生等。

(3)**向下转诊。**市、县级医院将急性病恢复期患者、术后恢复期患者及危重症稳定期患者,及时转诊至基层分院继续治疗和康复,逐步提高基层医疗卫生机构病床使用率。

(4)**绿色通道。**建立优质医疗资源下沉机制,各医疗机构签订双向转诊协议,原则上市、县级医院将至少 1/3 的门诊号源和 1/4 的住院床位向家庭医生团队和下级医疗机构下沉,畅通转诊绿色通道,为预约转诊患者提供优先就诊、优先检查、优先住院等服务。

（5）**转诊管理。**各级医疗机构设立转诊管理部门,指定专人负责,赋予调动院内医疗资源的权力,落实预约转诊患者优先诊疗制度,所有上下转诊工作均由各医院转诊管理部门对接完成;制定本单位的诊疗目录,组建各专业分级诊疗专家组,对转诊的合理性和规范性进行审核评价;上级医院接到相关医院转诊申请后,组织分级诊疗专家组评估,工作日 4 个小时内、节假日 8 个小时内提出转诊意见,对急危重症等特殊情形患者,当地医院积极抢救处理,待病情稳定后转市级医院。重点关注转出率偏高或异常的基层分院、病种及接诊医生,及时纠正小病上转、推诿患者、以出院代替转诊等问题。

64

三明市在规范
双向转诊方面有哪些举措？

答：针对需要转诊的患者，三明市按照医生建议、患者自愿、双向转诊的原则，一般遵循基层医疗卫生机构、县级医院、市级医院自下而上或自上而下的顺序逐级转诊。

（1）**完善诊疗目录**。根据医疗机构服务能力评估情况，明确各级医疗机构诊疗目录，推进实施分级分类分层诊治。在乡镇卫生院、社区卫生服务中心与县级医院，参考其上年度实际诊疗情况，确定核心诊疗 A 目录；将服务范围内患病率高、外转率高的病种，确定为能力提升 B 目录。在城市三级医院，将基层和县级（二级）医院重点诊疗目录以外的疾病，确定为该院核心诊疗 A 目录，以上年度外转多的疾病作为能力提升 B 目录。通过明确核心诊疗 A 目录，压实各级医疗机构的服务职责；设立能力提升 B 目录，引导医疗机构走出"舒适区"，由此前"向下竞争患者"转为"向上提升实力"，力争将更多以前"不会治、治不了"的疾病在当地解决。

（2）**规范双向转诊制度**。各级医疗机构明确双向转诊管理部门并指定专（兼）职人员负责，实行逐级向上转诊审核责任制，主动为确需上转的患者预约或协调上级医院专家号、接诊医生、接诊时间和床位等，按程序转诊患者享受"一免三优先"服务（即免诊查费、优先预约专家门诊、优先安排辅助检查、优先安排住院）。对在市域内解决不了的疑难杂症，通过与国内高水平医院合作，建立"向外转诊绿色通道"机制。同时，明确要求市、县级医院负责对接到上级的具体临床科室和床位。规范向下转诊，将符合条件的患者及时转诊至下级医疗机构继续治疗和康复，并明确下转患者年增长率要超过10%。

（3）**建立奖惩约束机制。**将转诊制度落实情况列入医疗机构和医务人员绩效考核内容，对严格遵守转诊制度规范进行上转的首诊医师、为下转患者提供闭环诊疗服务的上级医院主诊医师和下级医院接诊医师，每完成一例可给予一定的额外绩效工分奖励；对完成上转患者诊治任务的上级医院接诊医师，因免收一般诊疗费导致其绩效减少的部分予以补齐，并结合实际给予一定的绩效工分奖励。

（4）**强化支撑保障。**一方面，建设双向转诊平台，实行网上预约转诊，实现上下级医院间文字、影像等诊疗资料的网络传输，并与医保经办机构信息网络互联互通，让患者少跑腿。另一方面，发挥医保作用，通过在不同等级医院设置不同的报销比例，如：2024年，三明市在职的城镇职工普通门诊统筹段一级及以下医疗机构医保报销为88%，二级医疗机构医保报销为83%，三级医疗机构医保报销为78%；又如，对没有开转诊转院证明的患者自行异地就医，城镇职工住院报销比例为45%，城乡居民住院报销比例为35%，有序引导患者合理就诊，减少非必要的医疗资源消耗，推进分级诊疗落实。

65.

三明市如何推动
区域医疗卫生资源均衡布局?

答:为进一步解决三明市资源配置不均衡、山区优质医疗资源匮乏等问题,三明市分三步走,推动医疗卫生资源均衡布局。

(1) **第一步,理顺定位。**结合人口分布、交通和疾病死亡谱,围绕区域内群众急需、医疗资源短缺、转外就诊多的病种,完善区域医疗资源规划,理顺各级医疗机构关系与定位,促进管理一体化、服务同质化。

(2) **第二步,重构体系。**结合三明市县域人口少等特点,在县域内组建一个总医院,全市已组建了 10 个县级总医院、2 个紧密型城市医联体,实行人财物高度统一管理。

(3) **第三步,资源下沉。**总医院组建后,一个医联体内的医院由过去争病源,转为利益共同体,通过推行医学人才、医疗资源、疾病病种"三下沉",实施城乡医院对口支援和千名医师下基层、建立医师定期驻乡驻村制度、在医联体内部实施多点执业医师制度等,让群众在"家门口"就能享受县级医疗服务。根据农村人口变化趋势和服务对象流动情况,整合中心村卫生所,确保每个村都有能看病的医生。

66.

三明市如何促进
县、乡、村三级医疗卫生机构落实功能定位?

答:三明市通过明确服务能力标准、精准配置医疗资源、完善绩效考核管理,促进县、乡、村三级医疗卫生机构落实功能定位。

（1）**县级医院**。为推动县级医疗卫生机构落实"一般病在市县解决"的功能定位,三明市发挥县级总医院在城乡医疗服务体系中的牵头抓总作用,根据辖区疾病谱和群众就医需求,推进肿瘤防治、慢性病管理、微创介入、麻醉疼痛诊疗、重症监护五大临床服务中心建设,形成覆盖常见病、多发病、传染病的专科服务体系;加快胸痛、卒中、创伤、呼吸四大急诊急救中心建设,提高急诊急救水平;用好医学检验、医学影像、心电诊断、病理、消毒供应、远程会诊六大资源共享中心,实现检查检验结果互认,提高医疗资源配置和使用效率,不断满足县域居民基本医疗服务需求,切实解决"看病难"问题。同时,不断完善市对县考核体系,将"四大中心"建设、院前急救等纳入党委书记、院长年薪制指标进行考核。

（2）**基层医疗卫生机构**。为推动基层医疗卫生机构落实"头疼脑热在乡村解决"的功能定位,三明市理顺县总医院与基层医疗卫生机构分工协作关系,强化总医院与基层医疗卫生机构一体化管理、差异化发展,充实基层医疗卫生机构力量,加强医疗物资供应保障。每个乡镇卫生院建设 1~2 个特色专科,提供中药饮片和 6 类10 项以上中医药适宜技术服务,按照国家卫生健康委、国家中医药管理局发布的《关于印发乡镇卫生院服务能力标准(2022 版)等 3项服务能力标准的通知》(国卫基层函〔2022〕117 号)中"乡镇卫生院医疗服务推荐病种""社区卫生服务中心医疗服务推荐病种"目录选择病种开展诊疗服务,解决群众头疼脑热问题。同时,将基层医疗卫生机构达标建设、服务能力提升和规范分级诊疗等指标纳入党委书记、院长年薪制考核,强化工作落实。

(3) 村卫生所。作为乡镇卫生院的延伸,三明市整合乡村医生队伍,按照国家卫生健康委、国家中医药管理局发布的《关于印发乡镇卫生院服务能力标准(2022 版)等 3 项服务能力标准的通知》(国卫基层函〔2022〕117 号)中"村卫生室识别和初步诊治病种明细表"目录选择病种,对已确诊的高血压、糖尿病等 6 类慢性病提供 39 种限定的基本药物,医保基金予以全额支付,为群众提供就近可及的医疗卫生服务,实现"家门口"就医。加强村卫生所中医阁建设,提供中药饮片和 4 类 6 项以上中医药适宜技术服务。同时,各乡镇卫生院要对村卫生所基本公共卫生服务等实行目标责任制考核管理,进一步满足群众"家门口"看病需求。

67

三明市为什么
要组建总医院?

答:在改革前,三明市与全国其他许多地区一样,也存在医疗资源分布不均衡、医疗资源流动不顺畅问题,特别是基层群众"看病难、看病贵、就医秩序不合理"等现象仍然存在。

(1)**上级医院不肯放。**县域内,县级医院与乡镇卫生院隶属不同、法人不同,不是责任、管理、服务、利益共同体,但功能趋同,上下医疗机构各自为阵,互相争人才、抢病源,造成虹吸基层优秀人才和病源,形成不正当竞争。

(2)**下级医院接不住。**作为山区地市,三明市超过60%的常住人口分布在乡(镇)、村,但基层医疗资源却相对匮乏,基层医疗卫生机构床位数仅占总床位的23.54%,专业技术人员仅占总量的19.39%,资源呈倒挂状态,基层群众难以享受到公平可及的医疗卫生服务。

(3)**人民群众往上挤。**受整个医疗资源布局和群众就医观念影响,老百姓普遍更信任大城市的大医院,无论大病小病都想往大医院挤,导致大医院人满为患、一床难求,而基层医疗卫生机构却门可罗雀、设备空置。

（4）**健康管理不连续。**县、乡、村三级医疗机构相对独立，难以做到医疗服务和健康管理的连续性、全周期。

为解决上述四个方面问题，三明市于 2017 年初下决心组建人、财、物、业、事、绩高度统一管理的总医院，着力解决不同层级医疗卫生机构由于隶属不同、功能趋同，导致的资源配置不均衡、健康管理缺失等问题，推动县域内公立医疗卫生机构共同承担全方位全周期管好区域内群众健康的责任。

68.

三明市的前期改革为组建总医院
打下了哪些基础？

答：三明市在 2017 年初开始部署总医院建设工作，仅一年的时间，即到了 2017 年底，就全部完成县域总医院建设任务并正常运行，这主要得益于三明市之前的多项改革的支撑。

（1）**有医保改革的支撑**。一是医保制度的整合。城镇职工医保、城镇居民医保和新农合"三保合一"，并且在各县（市）成立分支机构，实行垂直管理。在 2017 年建设总医院时，医保将医保基金整体打包给总医院，能够上下联动、政策一致、行动统一，齐心协力为总医院建设提供支撑。二是向健康转移的激励导向。三明市医保基金打包支付的原则是"总额包干、超支不补、结余留用"。同时，三明市还"敢为天下先、大胆创新"，明确结余的医保基金直接作为总医院医疗收入，用于开展健康管理经费列支，提高医务人员的薪酬待遇。医保基金使用的激励导向，引导医务人员的服务行为从"以治病为中心"向"以健康为中心"转变并主动投入到"治未病"工作中。三是 C-DRG 收付费改革作用。C-DRG 不仅是医保收付费的工具，在临床路径上也能够发挥精细化管理作用。C-DRG 将不同病例分门别类确定临

140

床路径,可用于计算各医院、各科室、各部门的工作效率和强度,大大提高了年薪制改革中工作量工分计算的科学性和合理性,实现了医保支付方式改革与"年薪计算工分制"的无缝衔接。

(2) **有公立医院薪酬制度改革的基础。**在组建总医院之前,三明市已经启动薪酬制度改革,整体推进全市县级及以上的 22 家公立医院改革,并且在 2015 年又实施了乡镇卫生院院长(主任)目标年薪制。因此,三明市在总医院成立之前就已经实现全市公立医疗机构"横向到边、纵向到底"的年薪制改革,这就大大减轻了总医院整合机构带来的薪酬制度改革的压力,使得 2017 年全市全面建设总医院时,在统一薪酬制度改革方面水到渠成。三明市公立医院薪酬制度改革对于总医院建设有三个方面作用:一是破除了医院内部以科室创收的逐利机制,有利于总医院内部管理部门的职能调整和优化。二是年薪制有利于总医院班子人员整合。医院领导班子普遍特点是专职行政人员少,绝大多数都是由专业技术人员担任。三明市公立医院改革原则是薪酬分配向医技人员倾斜。因此,在总医院班子整合过程中,原来县级医院班子成员有专业技术人员身份,即便未进总医院班子,在薪酬待遇上也不受影响,这就减轻了精简班子人员的压力。三是三明市县、乡两级都实施院长年薪制,便于在总医院建立之初,就能以院长年薪制的考评机制为抓手,激励和约束基层分院的领导班子成员行为。

(3) **有基层综合改革的积淀。**在建总医院之前,三明市的基层综合医改一直在探索推进中,所取得的改革成果为后续总医院建设奠定了良好的基础。在乡镇卫生院,实行"公益一类保障、公益二类管理"的管理体制。对乡镇卫生院进行人员薪酬制度改革,明确除财政核拨和部分允许列入绩效分配的公共卫生项目服务收入不变之外,对乡镇卫生院的医疗收入,扣除成本后的医疗服务性收入的80%用于人员绩效工资,鼓励医务人员开展基本医疗服务,突破了原来基本医疗服务收入全部上缴的规定,激发了基层医务人员从事基本医疗的积极性,这一改革也使得基层医疗机构绩效分配方式与县级公立医院作为公益二类事业单位相近似,为日后总医院建立内部统一的薪酬分配制度创造了条件。在800人口以上的行政村,由乡镇卫生院延伸举办一个公益性的村卫生所,以加强村卫生所建设。村卫生所的财务和业务工作等由乡镇卫生院统一管理核算和承担,医务人员由乡镇卫生院下派或从当地具备条件的乡村医生中择优选聘。聘任后的乡村医生与乡镇卫生院医务人员一样,由财政核拨工资。这就为总医院对县域内所有公立医疗机构进行"横向到边、纵向到底"的整合、实行乡村一体化管理,打通了"最后一公里"。

69

三明市总医院
建设的总体考虑是什么？

答：人口少是三明的基本市情特点，11 个县（市、区）中人口少于 20 万人的就有 5 个县，人口最多尤溪县也仅 42 万多人，因此决定一个县只建 1 个总医院。

（1）**从落实卫生健康管理责任看**，组建总医院根本目的在于有一个能够履行政府县域健康管理职责的责任主体。通过组建总医院，明晰群众健康管理的责任主体，压实主体责任，降低管理成本。

（2）**从医疗资源需要共享、均衡和下沉的角度看**，组建总医院是解决县域医疗卫生服务体系管理碎片化，医疗机构相互竞争、各自为政、"以治病为中心"的有效办法，能够发挥出总医院在县域内医疗资源优化配置方面的牵头抓总作用，有利于集中优质医疗资源，为群众提供卫生健康服务。

（3）**从医保支付角度看**，截至 2023 年底，医保基金支付给三明市县级以上医院的基金达 61.69%，已成为医院医疗收入的主要来源。医保基金的一个重要法则是基金池越大抗风险能力就越强，越能造福百姓。因此,将医保基金集中打包给总医院,有利于医院的发展和增强抗风险能力,也有利于提高医保基金使用效率和效益。

70.

三明市总医院
是如何组建的?

答:为组建权责明确、高效运行的总医院,进一步强化群众健康"有人管"的要求,三明市在组建总医院上坚持"三个一"。

(1) 组建一个紧密型医联体。结合三明市实际情况,本着 1 个县(市)集中力量办好 1 个总医院,打破县域内医疗机构横纵向壁垒,以县(市)为单位,以县级医院和县级中医院为龙头,整合全县(市)各级基层医疗卫生机构,组成 1 个总医院,实行一个机构、两块牌子,同时,保留原县中医院和基层医疗卫生机构的名称及相应的财务管理制度。在市区,由市第一医院和市中西医结合医院分别整合区属基层医疗卫生机构,各组建 1 个紧密型城市医联体,改变了原来各自为阵的现象,形成了高度统一的管理体制。

(2) 设立一套领导班子。整合县医院和县中医院领导班子,总医院设 1 名总院长,同时兼任中医院院长,实行"一支笔"审批制度,赋予总医院内部人事、分配、经营等办医自主权。同时,根据县域人口规模设副总院长 4~7 名(人口 20 万以下配 4~5 名副院长,人口 20 万~30 万配 5~6 名副院长,人口 30 万以上配 6~7 名副院长)。

2018年,总医院党政分设,实行党委领导下的院长负责制,党委副书记与工会主席分别由副总院长兼任;设纪委书记1名(专职),总会计师1名(相当于行政副职)。

(3) 构建"一家人、一条心、一本账"的关系。以医保支付为主要经济纽带,建立"总额包干、超支不补、结余留用"的激励约束机制,要求各地原则上将与医保相关联的所有资金,连同财政投入和基本公共卫生经费等,一同捆绑作为总医院经费。同时,总医院对基层医疗卫生机构实行"直管、定补、薪酬、分类、延办"五项工作制度,县乡村所有医疗机构由过去的竞争对手变成"一家人",形成责任共担、利益共享的紧密型县域医共体。

71.

三明市总医院
是如何运行的?

答:主要体现在"八个统一"上,具体如下。

(1) **统一人力资源管理**。在总医院内部设立人力资源管理部,管理协调人事调配,实行人员统一管理、院长统一任命、人员统一招聘使用。

(2) **统一医疗业务管理**。结合原有县医院、县中医院及基层医疗卫生机构特点,设置不同的业务管理板块,由总医院下设不同部门进行统一管理,做到规章制度统一、技术规范统一、人员培训统一、业务指导统一、工作考核统一。

(3) **统一财务制度管理**。根据卫生管理体制和财务管理制度的要求,由总医院财务核算中心对内部各级医疗卫生机构的财务实行统一会计核算和财务收支管理,确保财务资料的真实性、完整性、合法性和合理性。同时,为适应国家对中医药事业发展的要求,各总医院建立一套规范的中医院财务报表。实行一支笔审批制度,各基层分院由总医院院长授权基层分院执行院长管理,财务支出5 000元至1万元不等,可由执行院长审批。

（4）**统一绩效考核管理**。市、县、乡镇（街道）医疗卫生机构实行绩效统一考核。总医院根据绩效考核结果进行自主分配薪酬，做到多劳多得、优绩优酬、同工同酬，薪酬分配重点向临床一线、关键岗位、业务骨干和做出突出贡献的人员倾斜，并适当向基层医疗卫生机构的医务人员倾斜。

（5）**统一资源配置管理**。各总医院进一步优化各级医疗卫生机构资源配置，按照资产处置相关规定，将闲置设备、设施流转到急需的医疗卫生机构。同时，加强县、乡两级医疗卫生资源要素和功能整合，所有资源实行共享，推行检查和检验结果互认，提高优质医疗资源规模化、集约化利用，提升基层诊疗能力。

（6）**统一集中采购管理**。各总医院负责内部成员单位大宗物品和设备的采购，并认真落实药品耗材联合限价采购制度。总医院对基层医疗卫生机构的药事管理、合理用药等执行情况进行指导和监督检查。

（7）**统一信息化建设管理**。构建市与县、县与基层两级医疗卫生机构日常紧密交互的新型医疗卫生服务模式，实现市、县、乡镇（街道）医疗卫生机构和村卫生所四级网络信息无缝对接，促进健康档案管理和双向转诊制度的进一步落实，促进基层医疗卫生服务能力持续提升。

（8）**统一医保预付管理**。医保基金对总医院采取统一预算的方式，通过医保支付的调节作用，引导总医院加强内部管理，增强医保基金使用效能，提升医院精细化管理水平。

72.

三明市为什么对总医院
实施医保基金总额打包支付？

答：三明市实行医保基金总额打包支付就是按照"钱随人走"的原则，把医保基金按人头、按年度打包支付给总医院，建立"总额包干、超支不补、结余留用"的激励约束机制，明确包干基金不仅用于医疗，还可以用于老百姓的健康管护，目的就是引导医院转向"以健康为中心"，在努力提升精细化管理、降低医疗成本和不断提高医疗服务质量的同时，积极参与普及健康生活，优化健康服务，做到"治已病"与"治未病"并重，医疗行为价值取向与老百姓的利益诉求同向而行。三明市"总额包干"是将财政补助资金和医保资金均打包给紧密型县域医共(联)体，考虑到已将财政补助资金一并打包，所以实行"超支不补"的约束机制。

在医保基金打包支付的基础上，三明市推动做好"四个明确"。一是明确健康管理主体，各个总医院是健康管理的责任主体。二是明确健康管理对象，所有打包管理的人员都是健康管理对象，实行患者自主选择总医院的新机制，按"钱随人走"原则，推动总医院之间建立竞争机制，促进各总医院提高服务质量和水平。三是明确健康管理责任,将健康服务由后端医疗向前端预防延伸,不仅提供治疗,还提供健康管理、医防融合,提高老百姓的健康素养,让所管理的对象少生病、晚生病、尽可能不生大病。四是明确经济利益,配套实行医保基金打包支付,医保基金按人头年度打包支付给各总医院,将医保控费的外在压力转化为医院降本增效的内生动力。

自 2017 年三明市探索医保基金打包支付改革以来,总额包干基金年年均有结余,总额包干资金共 163.78 亿元,累计结余 16.97 亿元、结余率 10.36%。特别是在 2020 年,受疫情影响,全市公立医院医药总收入下降 4.1%,但由于实行医保基金打包支付,总额包干基金增加 1.81 亿元、增长 7.09%,医院纯收入反而增加 1.42 亿元,工资总额增加 1.53 亿元,保障了公立医院良性运行。

73

三明市如何测算
医保基金总额包干的额度?

答:为确保医保基金运行可持续、群众看病就医更有获得感,三明市从三个方面统筹考虑,推动医保基金总额包干更加科学合理。

(1) **总额控制**。根据群众看病就医需求、医疗技术发展水平和物价变动等因素,要求公立医院医药总收入年增长率控制在8%~10%,并列入政府对公立医院的年度考核评价指标和作为医保基金包干总额增长控制指标参考。

(2) **统筹兼顾**。在测算医保基金包干总额的过程中,首先至少预留资金中1%的风险金,同时,综合考虑医疗费用增加、C-DRG绩效考核奖励资金、"健康三明"体系建设(慢性病一体化管理)绩效考核奖励资金和大病保险、政策调整基金等方面因素,并且适当给予健康管护费用(这部分费用不可计提工资)。

(3) **划分人群**。根据不同人群不同的就医需求和频率,包干医保基金的金额也不同。例如城镇职工医保基金包干测算中,在职职工、退休职工以及异地安置职工等人群分别按照不同标准进行测算。

以三明市 2024 年医保基金包干测算办法为例,三明市对总医院和紧密型城市医联体包干医保基金测算方法为以下三种。

1) 在城镇职工医保方面:预留 1%~3% 的风险金,以异地安置人员、在职人员、退休人员(70 周岁及以下)、退休人员(71 周岁及以上)、81 周岁及以上的退休人员五类人员上年度医保基金使用的平均数乘以本年度的管理人数为基数,给予一定的增长率,确定各总医院和紧密型城市医联体的包干医保基金总额。

2) 在城乡居民医保方面:预留 1%~3% 的风险金,以全市城乡居民医保人均使用统筹基金平均数乘以本年度的管理人数进行打包,确定各总医院和紧密型城市医联体的包干医保基金总额。

3) 在民营医疗机构方面:参照公立医院医保基金总额包干做法,明确医疗总费用增幅不得超过 8%,且民营医院发生的统筹基金支出纳入总医院和紧密型城市医联体包干医保基金结算。

74.

三明市医保资金打包给
总医院应把握哪些原则?

答:应注重把握四个原则。

(1) **做到"两个防止"**。一是防止医保包干基金的总额过高或偏低。包干医保基金的总额不宜过高,不能影响医保基金的收支平衡和老百姓的利益;也不宜偏低,不能影响医院的积极性和正常运行。在增强医院健康促进工作的积极性方面,包干医保基金可以在正常增长的基础上,适当给予多增长一部分,用于健康教育促进。同时,医保基金打包支付改革列入政府对公立医院的绩效考核评价指标。二是防止损害群众利益。医保部门将区域内筹集到的医保资金扣除一部分后,全部打包给总医院使用,由其为区域内参保人产生的基本医疗保险费用负责,从机制上调动起各总医院合理治疗,节支增效的积极性。监测医院的门诊和住院费用的变化情况,防止住院患者向门诊转移,防止医院通过使用目录外不能报销的项目增加患者的负担。

(2) **统筹安排全市医保基金**。医保基金的打包支付应遵循"大数法则",在实现市级统筹的基础上,按照全市统一覆盖范围、统一增长指标、统一结算标准的要求,统筹安排全市所有总医院和紧密型城市医联体包干基金的测算和协议签订。切不可把收支简单打包给各总医院和紧密型城市医联体,那就回到过去以县为单位的基金管理。

(3) **转变基金监管方式**。始终坚持问题导向,一是加强对医疗费用情况的监管。需要针对不同医保类型对费用进行总控,同时对次均费用、费用内部构成变化进行监测,关注有关异常变化。促进费用内部结构合理化,避免趋利机制导致药品、耗材和检查检验滥用;同时防止由于打包后为控制成本减少必要的药品、耗材使用,或者选择价廉质次的药品、耗材替代。二是加强对临床服务质量的监管。打包支付容易诱导医疗机构为了降低成本忽略临床服务质量,因此需要密切关注改革实施后的临床服务质量和安全情况。

(4) **强化服务意识**。防止一包了之,既保障参保患者的利益,又让公立医院良性发展,注意防止医疗不足,保证医疗同质化。医保机构时常与定点医疗机构、医生、参保人员进行沟通,加强与社会各界的沟通联络,增强改革协同效应,推动医保治理能力提升。

75.

三明市组建总医院后
如何明确管办关系？

答：三明市组建总医院，相对于原来的县域医疗卫生服务体系而言，几乎是重构和再建。因此，面对这么一个创新的县域医疗卫生服务体系，政府的管理体制就必须进行相应的转变，以适应这一新体系。对此，三明市明确四点要求。

（1）明确县医院牵头成立总医院，作为紧密型县域医共体的运营管理机构，将县域公立医疗卫生机构的人、财、物和业务管理权赋予总医院。

（2）明确县卫生部门的主要职责，是对总医院落实政府卫生政策和履职情况等进行管理，并对总医院的服务行为实施行业监管。政府各部门只面对总医院，不再对总医院的各成员单位进行管理。

（3）明确政府有关部门在原有的公立医院管理委员会（以下简称"县医管委"）的层面上，参与总医院重大事项的决策。

（4）明确总医院与内部各成员单位的关系，即总医院作为各成员单位的唯一法人单位承担运营管理责任，各成员单位的法人由总医院的总院长统一担任。

76.

三明市如何明确总医院
与内部各成员单位的关系?

答:三明市于 2017 年在县域范围内组建总医院,将县域内所有的县、乡、村公立医疗卫生机构全部纳入总医院,整合成一个独立法人的单位,与内部成员单位关系主要体现在以下三个方面。

(1) **人事关系**。总医院院长是唯一法定代表人,其他成员单位为其分支医疗卫生机构,总医院院长既兼中医医院院长,也兼基层医疗卫生机构院长(主任),基层医疗卫生机构只设执行院长(主任),由总医院院长授权执行院长(主任)负责管理日常事务,执行院长(主任)由总医院党委推荐,报同级卫生健康部门考核后,由总医院党委任命。

(2) **管理机制**。由总医院对内部成员单位实行人员、财务、资产、业务、药品、绩效、采购、信息的"八个统一"管理,成员单位的薪酬总额、人员招聘、建设投入、药品耗材采购由总医院统一负责,推动总医院和分支机构更加高效运转。

(3) **卫生健康责任**。对总医院实行医保打包支付机制,进一步推动总医院与成员单位形成卫生健康责任担当共同体,让总医院主动控制医疗成本,提高精细化管理水平,促使内部成员单位成为利益共同体,从昔日的竞争对手变为"一家人"。

77

三明市如何落实总医院
运营管理自主权?

答:三明市设立总医院不仅是医疗服务体系的整合,也是政府"刀刃向内",促使相关职能部门下放权力,推进"放管服"改革的重要内容。2017年,三明市要求各县组织、人事、财务、绩效、医保等有关部门要把办医自主权下放给总医院,确保总医院作为县政府直属的事业单位,能够正常行使管理职权。

(1)**在干部管理上**,总医院领导班子成员由县委组织部按照干部序列管理,县医管委协助管理,总医院内部干部管理由院党委负责。

(2)**在人员管理上**,编制部门根据总医院内各医疗机构情况,明确总医院总编制数(公益一类不变),鼓励实行人员控制数管理。人事部门赋予总医院人员进出、岗位设置、职称管理的自主权,总医院内部人员调配由总医院负责。

(3)**在财务管理上**,政府对总医院及其成员的财政投入保障责任不变,以总医院为单位编制预算。所有以政府为主的资金投入直接对应总医院,不再与其内部成员发生联系。各级财政对县域内公立医疗机构投入总额不变。

（4）**在资产管理上**，由县政府授权将总医院及所属成员单位的资产统一划归总医院管理使用，由其负责资产运营。

（5）**在绩效考核上**，总医院实行院长目标年薪制管理，院长目标年薪由政府发放，工资总额、院长年薪考核等方案由市医改领导小组负责制定。总医院内部绩效分配由总医院负责。

与此同时，实行医保基金打包支付管理，将县域内参保人员医保基金、基本公共卫生服务经费整体打包给总医院，由其统筹管理。下放职权后，为了保证总医院办医自主权的真正落地，三明市还反复强调"门槛内外"原则，即行政单位与总医院工作关系只能发生在总医院这个"门槛外"，只能面对总医院，而不能直接面对各成员单位，不能直接干预总医院运营管理等，真正落实好总医院的自主经营权、自主用人权、自主分配权。

78.

三明市如何规范紧密型城市医联体、总医院领导班子选拔任用?

答:为进一步深化医药卫生体制改革,规范紧密型城市医联体、总医院干部人事管理,充分体现党管干部、党管人才、公立医院用人自主的原则,三明市制定干部人事管理操作程序规范,实行党委领导下的院长负责制。

(1) **紧密型城市医联体方面**。一是党委班子层面。党委隶属三明市委管理,党委书记由三明市委研究任命,党委副书记、纪委书记需征求三明市委组织部同意后由三明市卫生健康委党组研究任命,纪委书记人选还应征求市纪委意见并专职配备。二是行政班子层面。医院院长由三明市委组织部牵头,按照干部选任程序进行推荐考察,经三明市委研究同意后行文给三明市政府党组履行聘任程序,聘任期间按照相当于副处级干部列入市委管理;医院副院长人选由三明市卫生健康委党组征求市公立医院管理委员会同意后,由三明市卫生健康委党组研究决定并进行推荐考察,经三明市委组织部研究同意后,由三明市卫生健康委党组行文给医院党委,由医院院长履行聘任程序,聘任期间按照相当于正科级干部由三明市卫生健康委党组管理。院长、副院长一任聘期五年,连续任职不超过十年。医院内设机构负责人和分院院长、副院长由医院党委牵头组织实施,在一定范围内进行酝酿,提出启动干部选任工作意见。三是基层分院方面。其中基层分院院长、副院长人选须征求所在辖区党委组织部门意见,由医院人事部门按照干部选任程序进行推荐考察,报三明市卫生健康委党组同意后经医院党委研究决定行文,由医院院长履行聘任程序,不涉及行政级别。

（2）**总医院方面**。一是党委班子层面。党委隶属县委管理,党委书记、党委副书记、纪委书记由县委研究任免,纪委书记人选需征求县纪委意见。二是行政班子层面。医院院长、副院长人选推荐考察工作由县委组织部牵头、县卫生健康局配合组织实施。其中院长人选需书面征求市医改领导小组意见,并由市卫生健康委进行任职资格审查。院长人选由县委行文给县政府党组履行聘任程序,院长一任聘期为五年,在同一岗位连续任职不超过十年,聘任期间按照相当于正科级干部列入县委管理。副院长由县委组织部行文给总医院党委,由总医院院长履行聘任程序,副院长一任聘期为三至五年,在同一岗位连续任职不超过十年,聘任期间按照相当于副科级干部列入县委管理。

79.

三明市如何深化
县域医共体人员纵向流动？

答：2023年9月，三明市出台《关于深化紧密型县域医共体人员管理的意见》，在编制使用、人员招聘、人事安排等方面赋予县级总医院更多自主权，实现在编在岗的财政核拨（基层分院）、财政核补县级总医院事业单位人员横向和纵向之间相互调配和流动，促进医疗资源在县域内合理配置，激发基层医疗卫生机构人员工作积极性，真正打通县域医共体一体化最后堵点，使县级总医院真正实现"一家人、一条心、一本账"。特色亮点主要体现在以下四个方面。

（1）打破"双管"局面，明确管理权限。在不改变现有基层医疗卫生机构事业单位性质和公益属性的前提下，将各乡镇卫生院、社区卫生服务中心从由县级卫生健康部门管理调整到总医院管理。通过调整管理主体，改变原有乡镇卫生院、社区卫生服务中心由县级卫生健康部门和总医院"双重管理"局面，真正达到县域医共体内部法人实质上的统一，让总医院在实际工作中"有名有分"，有效实现县级总医院范围内的人、财、物、事、绩等统一管理，促进医疗资源在县（市、区）域内合理配置。

（2）打通"层级"界限，创新编制管理。推动总医院内公立医疗卫生机构编制分别核定、统筹使用和分类管理，将乡镇卫生院、社区卫生服务中心的人员编制统一"打包"给总医院，在不突破编制总量的前提下，总医院可根据实际工作需要，统筹调剂总医院、乡镇卫生院、社区卫生服务中心三者的编制。

（3）打开"壁垒"限制，畅通人员流动。针对不同经费渠道事业单位人员横向和纵向之间难以相互调配和流动的关键堵点问题，通过优化总医院、乡镇卫生院、社区卫生服务中心之间双向交流条件，破除区域逆向、经费渠道逆向的政策限制，彻底打通总医院内部财政核拨、财政核补不同经费渠道之间人员流动的壁垒。同时实行基层医疗卫生人才"县管乡用"，由各县总医院统一招聘、培训、调配和管理，更好地帮助基层医疗卫生机构引才、留才、用才。

（4）打造"托底"模式，强化经费保障。改变原有按实有人数核拨人员经费的做法，由财政部门按照核定编制总数核拨人员经费，并对经相关部门核定使用的编外聘用人员给予定额经费补助，进一步明确财政"托底"职责，助推总医院建设平稳深入实施。

80.

三明市如何提升乡镇卫生院
（社区卫生服务中心）的基本医疗服务能力？

答：三明市重点从三个方面提升乡镇卫生院（社区卫生服务中心）的基本医疗服务能力，推动群众享受公平可及、优质高效的医疗卫生服务。

（1）**重塑服务体系。**结合三明市实际，以县（市、区）为单位，整合县、乡、村三级公立医疗卫生机构，每个县（市、区）组建1家总医院，实行县乡村、人财物、事绩高度统一管理，实现一体化、同质化管理，促进资源均衡布局与下沉。

（2）**强化硬件建设。**开展"优质服务基层行"活动，指导基层医疗卫生机构对照各项标准，完善基础设施建设和设备配置，加强全科医师和公共卫生医师配备，提升基层服务硬实力。

（3）**提升自身能力。**在人才流动方面，三明市印发《关于深化紧密型县域医共体人员管理的意见》，进一步打破医共体内公益一类、二类编制管理使用界限，打通医共体内编制使用和人员双向流动"最后一公里"。在人才培育方面，与各级各类医学院校常态化开展定向委培，为乡镇卫生院培养高职高专医学生、为村卫生所培养乡村医生(中专);同时,通过开展基层卫生人才能力提升培训、应急急救能力培训、中医适宜技术培训、乡村医生规范化培训、乡村医生执业能力提升培训等,扎实练好"内功"。在帮扶共建方面,落实"千名医生下基层"为民办实事项目,建立医师定期驻乡驻村制度,并将医生在基层服务的时间和成效与收入挂钩,通过选派县级以上医院高年资中级以上职称医师下基层,常态化开展医疗帮扶,加快基层诊疗服务能力提升。

81

三明市如何开展

乡镇卫生院延伸举办村卫生所？

答:2016 年,为加强网底建设,三明市采取行政村设立的卫生所作为乡镇卫生院的延伸机构,由乡镇卫生院负责管理乡村医生,实行目标责任制考核,实现了真正意义上的乡村医疗服务一体化管理。同步,开通村卫生所医保门诊报销,方便百姓在"家门口"就近就医。

(1) **机构设置。**各乡镇卫生院原则上在每个行政村设立一个卫生所(村人口少于 800 人的,可以几个村集中合并设立一所),对于人口数较多的村也可以设立分院。统一挂"某某乡镇卫生院某某村卫生所"或"某某乡镇卫生院某某分院"牌子。

(2) **人员和工资。**村卫生所人员原则上从当地的乡村医生中选聘,也可由乡镇卫生院下派或外聘。村卫生所所长由乡镇卫生院聘任。村卫生所人员数量由乡镇卫生院根据需要确定,属临时聘用,不入编、不占编,其工资在乡镇卫生院工资总额内支付。此外,实行大学生乡村医生专项计划,以乡聘村用形式补充乡村医疗卫生力量。

（3）**机构管理**。村卫生所是乡镇卫生院延伸举办的机构,财务、药品、耗材、业务、医事、药事等均由乡镇卫生院统一管理核算和承担。从 2016 年 1 月起,基本公共卫生服务经费、乡村医生补贴由乡镇卫生院统一管理。各乡镇卫生院要对村卫生所实行目标责任制考核管理。医保经办机构将根据村卫生所运行规范情况,适时开通医保。

（4）**功能定位**。村卫生所承担基本公共卫生、基本医疗和双向转诊任务(往上转诊和承接下转的康复医疗)。

（5）**用房和经费保障**。村卫生所的业务用房由村委会无偿提供。开办经费由各乡镇卫生院负责。

82.

三明市如何
保障乡村医生的待遇？

答：为解决乡村医生留得住的问题，三明市多渠道加强乡村医生待遇保障。

（1）**基本药物制度经费补助。**对于实施国家基本药物制度、提供基本医疗服务的村卫生所考核合格的在岗乡村医生由县级财政实施分类分档补助，稳步提高乡村医生薪酬收入。2023年，三明市基层医疗卫生机构获得基本药物制度经费补助1722万元，乡村医生获得基本药物制度经费补助859.99万元。

（2）**基本公共卫生服务项目经费补助。**划定乡村医生责任片区，乡村医生对片区内的群众担负健康管理责任，并按照基本公共卫生服务项目经费每人每年的40%补助给乡村医生。

（3）**养老保险经费补助。**落实乡村医生养老保障政策，建立乡村医生养老保险和能进能出的管理制度，对年龄满60周岁已离岗的乡村医生，由财政给予发放老年乡村医生养老生活补助，切实解决乡村医生后顾之忧。在岗乡村医生参加养老保险补助860人，共计补助106.01万元；退休乡村医生享受养老补助2494人，共计补助 1 743.12 万元。

（4）**执业补助**。对乡村医生取得执业助理医师（含乡村全科执业助理医师）或执业医师资格且在村卫生所注册执业的，每人每月分别给予 300 元、500 元的奖励。

（5）**交通补助**。对行政村距离乡镇卫生院 10 公里以上的在岗乡村医生给予交通补助。

此外，鼓励乡村医生开展基本医疗服务，将医保报销端口开通到村，一般诊疗费定价 10 元，其中医保报销 8 元，个人自付 2 元，乡村医生开展的基本医疗服务在扣除成本后全部作为乡村医生收入。

83

三明市如何
推进家庭医生签约服务?

答:为进一步落实落细家庭医生签约服务,三明市重点做好三项工作。

(1) 创新服务模式。 探索网格化管理,借鉴综治网格化管理模式,构建"乡镇(街道)+村(居)委会+乡镇卫生院(社区卫生服务中心)+总医院/紧密型城市医联体+社会组织"五位一体的家庭医生签约服务网格化管理体系,确保签约服务区域全覆盖。探索积分制管理,建立面向签约群众的家庭医生积分制度,提高群众获得感和家庭医生荣誉感。培养家庭保健员,引导每个家庭培养 1 名家庭成员为家庭保健员,促进整个家庭逐步建立起健康的生活方式,进一步增强群众疾病防治意识,提升群众健康生活指导、互助能力,提高居民健康素养水平。探索服务项目,鼓励各地制定面向签约对象收费的个性化签约服务包。

(2) 包干服务费用。 完善签约服务费政策,要求各总医院和紧密型城市医联体从医保基金打包支付中,在年初预留家庭医生签约服务经费;在分配基本公共卫生服务经费时,切出部分作为家庭医生签约服务经费,如三元区南部片区按照每签约服务 1 人次给予家庭医生 18~20 元签约服务经费[基础金额 18 元,如医保基金打包有结余,经总医院和紧密型城市医联体批准,可按照每人 20 元标准给予签约服务经费]。推进签约服务费合理分配,家庭医生签约服务费收入在剔除成本消耗后,均用于家庭医生团队人员薪酬分配。

(3) **完善考核机制**。加强家庭医生签约服务质量考核和监督力度,由各县(市、区)卫生健康局牵头,总医院共同组织实施,且每年考核不少于 2 次。与基层分院目标年薪考核和基本公共卫生服务经费拨付挂钩,与家庭医生签约服务经费具体分配、个人绩效分配相衔接,年度综合评价结果作为基层分院医务人员年度考核及工资总额分配的重要依据。截至 2024 年 6 月底,已组建家庭医生团队 1 206 支,家庭医生 3 229 人;常住人口已签约 130.93 万人,签约率 53.32%,重点人群签约率 85.17%。

84

三明市如何
推进医养结合服务体系建设？

答：2015年以来，三明市大力推动医疗卫生与养老服务融合发展，2016年被国家卫生计生委、民政部确定为第一批国家级医养结合试点城市，借力医改政策支持，依托总医院医疗资源下沉、向社区延伸，通过医疗服务、社区养老、健康管理等相融合，实现资源、服务、效益的三整合。

（1）**强化健康管理。**从"防"字入手，由总医院和紧密型城市医联体、基层分院和社区卫生服务站组成慢性病管理团队，对慢性病患者开展健康管理；从"管"字着眼，运用积分制管理信息系统，开展疾病管理；从"教"上预防，总院专家定期到站里开展健康讲座、健康咨询、健康教育宣传；从"治"上发力，通过"一病多方"（饮食处方、运动处方、心理处方、睡眠处方、中医调理处方、药物处方）提高医疗技术水平。

（2）**提升医疗服务。**在市区以三明市第一医院、三明市中西医结合医院牵头建立紧密型城市医联体，由县级以上医院牵头组建总医院，建立双向转诊和分级诊疗机制，推动医疗资源下沉，向社区延伸。上级医院定期派出专家到医养结合站坐诊,专家诊疗费10元,医保报销8元,个人只需支付2元就能享受到三甲大医院"同质化"优质服务。

(3)建好乐龄家园。由社区卫生服务中心延伸建设医养结合卫生服务站,将医疗资源与社区养老相结合,加挂某某乐龄家园牌子,为社区老年人提供基本公共卫生和家庭医生签约服务,每年开展健康体检和健康随访,通过举办八段锦、太极拳比赛等活动增添社区养老娱乐性。截至2023年底,全市建成医养结合机构15家、社区医养结合卫生服务站64家。

85

三明市采取哪些
举措改善患者就医体验?

答:三明市在全省二级及以上公立医院出院患者满意度问卷调查中,连续多年位居全省前列,2022年、2023年、2024年均位列第一。三明市主要从四个方面改善患者就医体验。

(1)**提升服务意识**。一方面,做好教育引导。坚持"以患者为中心"的服务理念,通过医德医风教育、典型人物事迹宣讲等多种措施提升医务人员的服务意识。另一方面,严格落实奖惩,将个人服务态度与奖惩、绩效、职务晋升和职称评聘挂钩,进一步激励和约束医务人员言行,促进医务人员改善服务态度。

(2)**改善服务环境**。各医院通过新院区建设或对老旧基础设施的改造、升级,提升患者就诊舒适度。进一步做好后勤服务工作,加强对病房秩序、环境卫生的管理和维护,为患者提供安全、清洁、舒适、温馨的服务环境。

(3)**优化服务流程**。推动电子健康卡与其他卡(码)协同应用,解决"一院一卡、重复办卡、互不通用"问题,实现群众就诊余额在全市医疗机构之间共享通用。各级医院运用信息技术,为患者提供预约诊疗、移动支付、就诊提醒、检查检验结果查询等便捷服务,实现让群众少跑腿的目标,大大节约患者就医等候时间。

(4) **提升服务质量。**开展"医疗服务质量提升年"活动,重点围绕"强化医疗质量监管、提升医疗服务能力、加强信息化建设、提升基本公共卫生服务效率、加强文化品牌建设"五个方面,提升医疗服务质量。在全市开展"无陪护"服务,推广"出入院有引导、治疗检查有陪伴、日常生活有人护、康复到家有随访"的"四有"无陪护服务模式。

86.

三明市如何
推广无陪护服务？

答:三明市委、市政府将开展"无陪护"医院创建试点列入全面深化医改重点工作,工作开展情况纳入总医院党委书记、院长目标年薪考核,坚持"便民、利民、惠民""专业、规范、优质""安全、有序、高效"三个原则,确保创建工作扎实有效落实。重点实施四项举措。

(1)**试点铺开**。按照"试点先行、平稳过渡、逐步推广"原则,三明市首先选择市第一医院、中西医结合医院的骨科为首批试点病房,于2022年3月启动试点;其他总医院选择1个条件成熟的病区,于2022年7月启动试点;2023年起,在试点的基础上,逐步扩大"无陪护"病房覆盖面,推进"无陪护"医院创建。

(2)**医保支撑**。"无陪护"病房按福建省医保局《关于进一步做好整体护理按床日收费政策试行工作有关问题的通知》(闽医保规〔2024〕1号)规定,纳入医保报销范围,实行整体护理按床日收费。

(3)**统一标准**。统一护理员管理、统一收费标准、统一服务标准,由经过规范化培训、统一管理的护理员提供全过程、全方位、专业化、规范化的照料服务。

（4）**改造病房**。安排 2 400 万元用于试点病房升级改造,优化病房护理服务流程和服务模式,提升服务保障能力,减少病房非医务人员流动,让病区环境更加整洁、安静、有序。

87

三明市采取了哪些措施
支持中医药事业传承创新发展？

答：近年来，三明市先后被列入国家中医药综合改革试验区、国家中医药传承创新发展试验区，"支持三明市深化医改中医药试点"列入《国家中医药管理局 福建省人民政府共同推动福建省中医药事业高质量发展超越的合作协议(2022—2025 年)》中的重点任务。三明市紧抓机遇，扶持中医药事业传承创新发展。

（1）强化组织保障。把中医药传承创新发展工作纳入医改工作统筹推进，市、县全部成立中医药管理局，出台《三明市促进中医药传承创新发展若干措施》《三明市中医药健康促进工程实施方案》《三明市中医药事业高质量发展行动计划(2022—2025 年)》《三明市推进国家中医药传承创新发展试验区建设(2024—2028 年)工作方案》等文件，将中医药事业传承创新发展列入各级党委、政府医改年度目标专项考核，建立重视中医药、使用中医药的导向机制。

（2）强化政策支持。增设中药饮片药事服务费、中医诊疗辨证论治费，对中药饮片和 37 种中医非药物疗法执行门诊医保零起付线、报销比例 80% 的标准，提高中医诊疗服务项目价格。实施 10

个中西医同病同价病组,推动中医医疗服务开展。

（3）**加大项目建设**。实施中医特色重点医院、县级中医院服务能力建设、共享中药房及中药配送服务、中医药康复服务能力提升以及中医特色专科、优势专科、重点专科、中西医协同"旗舰"科室等一批项目建设,不断提升中医药服务能力。

（4）**加快医院发展**。抓住与广安门医院、上海中医药大学附属岳阳中西医结合医院合作共建机遇,支持市中西医结合医院建设闽西北区域中医医疗中心;强化中西医融合发展机制,建立临床科室邀请中医会诊制度;建立中医药人才培养激励机制,明确人才招聘引进政策,保障中医药人员待遇,支持医院加强人才培养。推进市级老中医评选,在各总医院设立市级名老中医工作室,开展师带徒、传承民间中医验方等工作。

88

三明市如何加强
基层中医药服务体系建设？

答：为进一步推动中医药事业高质量发展，补齐基层短板，推动群众享有更加优质的中医服务，三明市从四个方面加强基层中医药服务体系建设。

（1）**推动县级公立中医医院全覆盖。**10 个县（市、区）全部设有县级中医院，其中，三级乙等 1 所、二级甲等 5 所、二级乙等 2 所，永安市中医医院、建宁县中医院分别于 2022 年和 2023 年挂牌。

（2）**建设县级总医院中医平台科室。**实施"中医平台科室建设工程"，将各县级总医院中医科提升为平台科室，融入全院医疗服务。探索对急性胰腺炎、急性阑尾炎、卒中、颈椎病等 28 个病种至少开展每年两次中医诊疗服务的模式。

（3）**提升乡村中医药服务能力。**乡镇卫生院（社区卫生服务中心）全部建成中医馆，并加强服务内涵建设，建成一批精品中医馆。开展村卫生所中医阁建设，建有村卫生所中医阁 337 个。通过选派中医师轮流巡诊、下乡驻点以及中医人员"县管乡用""乡管村用"等方式，实现乡村中医药服务全覆盖。在尤溪、泰宁、宁化等县各选取一个乡镇,打造特色鲜明的中医"治未病"示范乡镇。

(4) 强化基层中医药医务人员培训。开展中医药适宜技术培训,对乡镇卫生院(社区卫生服务中心)、村卫生所(社区卫生服务站)医务人员分别培训10项、6项中医药适宜技术,共培训2 500多人。争取公益基金会赞助,先后开展两期中医经典应用公益培训,进行中医理论知识系统培训,强化中医思维培养,共培训2 100多人。

89.

三明市如何
调动中医药人员积极性？

答：为进一步强化中医药人才支撑作用，调动其积极性、主动性，拓展中医药医改惠民成效，三明市重点做好三件事。

（1）**政策激励**。将全市公立医院中医类在编专业人员的基本工资纳入当地财政核拨。增设了中医辨证论治费、中药饮片药事服务费，调高中医类服务项目价格等，体现中医药技术劳务价值。探索建立中西医融合发展机制，建立邀请中医师会诊制度，并列入医院管理考核指标。

（2）**人才培养**。鼓励医疗机构外派培养年轻中医生。对每年新招录中医药本科及以上学历专业技术人员给予用人单位一次性人才培养补助经费（本科生2万元、硕士研究生3万元、博士研究生5万元）。加强各级医院中医药管理人员培养，培养提升临床医生科研创新能力。

（3）**待遇保障**。在院内年薪分配上予以重点倾斜，将纯中医治疗门诊工作量每人次所得工分系数在西医内科医生工分基础上上浮50%以上，50%以上中医辨证论治费、10%以上中药饮片药事服务费直接分配给纯中医治疗医师,中药房单张处方工分系数在西药房单张处方系数的基础上上浮3倍以上,保证中医师劳有所得。同时,要求医院中医药专业人员平均收入不低于本院同类别职称其他人员的平均收入;将全国优秀中医临床人才、全国中医药创新骨干人才、全国中药特色技术传承人才、全国中医药领军人才、全国中医药行业会计领军(后备)人才、全国老中医药专家学术经验继承工作指导老师、全国西学中骨干人才、全国中医护理骨干人才、福建省名中医等9类人才列为三明市D类人才,可参照享受相应的医疗保健待遇。

90

三明市如何发挥
中医药特色优势维护人民健康?

答：为充分发挥中医药"简、便、验、廉"优势,保障人民健康,三明市扎实做好四项工作。

(1) **加强中医特色优势专科建设。**全市现有国家级在建中医重点专科 1 个、中医优势专科 1 个,全国中西医协同"旗舰"科室 2 个(建设项目 1 个、培育项目 1 个),省级中医重点专科 8 个,省级临床重点专科(中医类)4 个。

(2) **强化中医药在疾病预防中的作用。**健全中西医协同疫病防治机制,推行传染病中西医结合诊疗方案,全程发挥中医药在新冠病毒感染疫情防控中的优势作用,实现中西医协同患者救治率达 100%。

(3) **加强中医药康复服务能力建设。**与福建省康复医院紧密协作,在市中西医结合医院设置福建中医药大学三明康复中心,建立以福建中医药大学附属康复医院为康复技术指导核心,以市中西医结合医院为重点、全市所有二级以上医院康复医学科为骨干、基层中医馆为基础的三级康复医疗服务体系。

(4) **发挥中医药"治未病"优势。**将中医药"治未病"纳入全民健康管理体系,以"治未病"理念为核心,开展中医健康体检、健康评估、健康干预,推广中医养生活动。同时,深入社区开展中医预防保健服务,宣传中医未病先治的理念,加强中医验方、灸疗、拔罐等传统医学的特色养生保健服务。在尤溪县管前镇、宁化县治平畲族乡、泰宁县朱口镇探索开展中医"治未病"示范乡镇建设。

91.

三明市如何
挖掘利用好本土中草药？

答：为推进中医药全产业链协同高质量发展，三明市从三个方面挖掘利用本土中草药。

（1）**摸清资源家底**。组织开展中药资源调查，查明全境共有药用植物达 1 713 种，全市种植无患子、建莲等中药材 38 种、总面积达 2 亿多平方米。三明市草珊瑚、黄精、虎杖、建莲、薏米、葛根等 6 个品种种植基地通过中国中药协会种植养殖专业委员会评审并认定为"优质道地药材基地"。

（2）**传承中医药文化**。依托全国名老中医药专家传承工作室，开展民间青草药、畲医畲药、中草药加工炮制、民间乡土药膳等研究，编写出版《三明老药工炮制经验集》《三明乡土药膳》《三明草药（系列）》《蛇伤青草药应用》《山菜良药》《常见皮肤病中草药外治》《福建畲族药膳》等书籍。"三明市中药炮制技术"被列为市级非物质文化遗产名录。

（3）**推动开发利用**。围绕"明八味"（莲子、铁皮石斛、草珊瑚、多花黄精、华重楼、茯苓、山药、金线莲）等道地药材，组建产业研究院,联合开发药食同源产品,整理乡土药膳近 200 种。支持建宁、明溪、清流、宁化、泰宁等药材主产区引入中药饮片生产企业,规范趁鲜加工,大力发展中药浸膏、特色饮片、精品饮片、超微饮片、中药配方颗粒等中药饮片生产。

第五章

全民健康管理

三明市在加强
健康管理方面有哪些机制保障?

答:2016年以来,三明市着力从政策配套、医保支付、绩效考核等三方面,强化对健康管理的机制保障,推动卫生健康工作在以"治病为中心"转向"以健康为中心"的过程中大胆探索创新。

(1) **出台配套政策,明确对健康管理的保障。**在《三明市实施"六大工程"推进医改再出发行动方案》(明委发〔2021〕14号)中,提出:完善医保基金打包支付政策,医保基金按参保人数和人均基数年度打包支付给总医院和紧密型城市医联体,结余资金纳入医疗服务收入,可用于健康管护、慢病管理、健康促进等,提高基金使用效能。突破医保基金仅用于"支付医疗"的界限,拓展至健康管理领域。在三明市人大常委会通过的《关于继续深化三明医改进一步提高医保基金使用健康效益的决定》(明常〔2021〕8号)中,提出"鼓励探索医保基金(含历年结余)用于提高医疗服务能力和健康管护水平的支付方式",进一步提高医保基金使用健康效益。

(2) **发挥医保基础、杠杆和引领作用。**探索以"总额包干、超支不补、结余留用"为原则,将医保基金按年度、按县域、按人头打包支付给以总医院和紧密型城市医联体为载体的健康管理组织,明确其健康管理、医防融合、诊断治疗、健康教育等职责,实现健康责任共担、经济利益共享。

（3）**发挥绩效考核"指挥棒"作用。**将医保基金使用健康效益情况列入总医院和紧密型城市医联体主要负责人年薪制考核内容,量化人均预期寿命、人均年度医疗总费用等体现健康绩效的考核指标,促使医务人员转变观念,从追求经济利益转向追求患者长期健康,真正实现医疗行为价值取向与患者健康诉求同向而行。

93.

三明市在推进
疾控中心改革中有哪些创新？

答:2019年12月,三明市政府印发实施《三明市疾病预防控制中心综合改革方案(试行)》,对疾控中心探索实施"公益一类保障、公益二类管理",并采取如下创新措施,激活疾控机构内生动力,推进疾控事业高质量发展。

(1) **优化调整高级职称比例。** 调整市疾控中心专业技术岗位结构比例,高、中、初级岗位结构比例由 2.5∶3.5∶4.0 调整为3.5∶3.5∶3.0,县级疾控中心结合当地实际参照调整。

(2) **突破机制限制。** 打破公益一类事业单位不允许向社会提供有偿服务机制,明确在确保完成好法定职责任务的前提下,鼓励疾控机构发挥专业技术优势,允许利用现有设施、设备面向社会提供有偿技术服务。

(3) **改革薪酬制度。** 落实"两个允许"政策,允许疾控机构突破现行事业单位工资调控水平,通过医防融合以及对外提供技术服务获得的收入,在扣除必要的成本后,可提取 60% 作为绩效工资增量,40% 作为单位事业发展基金。

94.

三明市如何
完善院前急救体系？

答：三明市委、市政府聚焦人民群众看病就医"急、难、愁、盼"问题，从三个维度着力打造山城"智慧急救"体系。

（1）**构建多维度急救网络。**统筹市、县、乡三级医疗资源，采取"大带小"急救站点建设模式，以市急救中心和三元区东新五路急救站为原点，辐射周边11个综合性医院急救站、147个基层医疗卫生机构急救点，织起一张牢固的急救网，基本实现偏远山区急救医疗服务全覆盖，救治路径由双程缩减为单程。

（2）**打造智慧急救平台。**依托云计算、数据通信、5G网络传输、视频等技术手段，建设三明市防猝死院前急救信息平台，构建快速、高效、全覆盖的院前应急救援救治体系。该体系向上对接市120指挥调度中心、向下调度全市11个县（市、区）所设分中心，实现电话端"接报即施救"、视频端"上车即会诊"、数据端"上车即入院""120"急救电话开通率100%。

（3）**构建共享互助急救体系。**加强与消防、公安等多部门和蓝天救援队、火箭救援队等社会救援机构之间的急救联动，搭建

"120+119""120+110"等高效运行新模式,每季度进行社会应急联动会商交流。更新修订《三明市卫生应急队伍管理办法》,对纳入体系的社会应急力量进行统一管理,加强社会力量应急救援队伍能力培养,提高紧急救援专业处置能力,规范和加强社会应急力量的有序联动和资源共享。

(4)**提升应急处置能力**。优化调整全市医疗救援力量,形成以省级为龙头、市级为支撑、县级为骨干的紧急医学救援队伍体系,建成1支省级队伍、3支市级队伍、9支县级队伍、138支乡镇队伍,分片区覆盖基层,确保在发生突发公共卫生事件时,能做到第一梯队在5分钟内出发赶赴现场,第二梯队在2小时内、第三梯队在4小时内集结出发。完善队伍装备和物资升级,保障紧急救援队伍在野外能够持续独立开展3天应急处置工作。

95

三明市如何打好
慢性病一体化管理攻坚战？

答：三明市以高血压、糖尿病、严重精神障碍、肺结核患者防治为突破口，建立"基层医疗卫生机构—总医院/紧密型城市医联体"一体化规范化管理模式，推行慢性病患者分类、分标、分级、分片和积分制管理。

（1）**分类管理**。各总医院和紧密型城市医联体在相关专业病区成立高血压、糖尿病、严重精神障碍、肺结核等 4 个县域慢性病管理中心，对 4 种慢性病进行分类管理；充分发挥市、县级医院慢性病临床诊疗专家的技术龙头作用，促进慢性病临床诊疗服务与慢性病基本公共卫生管理服务相结合，促使临床医生、护理人员、公共卫生服务人员共同参与慢性病管理，建立要医要防、医防并重的慢性病管理新机制。

（2）**分标管理**。结合患者病情及管理情况，将高血压、糖尿病、严重精神障碍、肺结核等慢性病患者根据病情的严重程度及伴发的并发症分为红、黄、绿三种色标，并实行分标管理。**绿标管理**：绿标患者为通过服用基本药物，指标控制正常且没有并发症者。乡村/社区卫生服务站医生在管理中如发现患者指标控制不满意,病情变化难以控制,出现并发症等情况,则将该患者改为黄标,并推送至乡镇慢性病管理站。**黄标管理:**乡镇/街道慢性病管理站医生对黄标患者实施治疗药品调整、健康指导、合理用药指导等健康管理服务。经规范管理后,如患者健康指标控制在合理范围内,则将该患者改为绿标,并推送至相关的乡村/社区卫生服务站慢性病管理员;如仍无法控制相关指标,或有新的病情变化难以控制,或出现新的并发症、不良反应等高危因素,则将该患者改为红标,并推送至相应的总医院/紧密型城市医联体慢性病管理中心。**红标管理:**由总医院/紧密型城市医联体慢性病管理中心的医生负责红标患者治疗管理。经规范管理后,如患者健康指标控制在合理范围内,则将该患者改为黄标或绿标,并推送至相应的乡镇卫生院(社区卫生服务中心)慢性病管理站和村卫生所(社区卫生服务站)慢性病管理员。

(3) **分级管理。**总医院利用县、乡、村"慢性病一体化管理"信息系统,与基层医疗卫生机构诊疗信息系统互联互通,信息共享。建立双向转诊平台,实现慢性病患者随访管理全程信息化,县级医院适时将门诊、住院就诊的慢性病患者信息下转到各基层医疗卫生机构,基层医疗卫生机构安排专人负责上级医院下转信息接收,实时监控全县慢性病患者健康动态,执行分级管理。

(4) **分片管理。**总医院/紧密型城市医联体慢性病管理中心、乡镇卫生院(社区卫生服务中心)慢性病管理站分别组建慢性病健康管理服务团队,各团队分别由各县乡专业技术骨干、护士长、乡村医生组成,明确职责,责任到人,分片包干,定期驻乡入村开展慢性病患者健康管理服务。各服务团队分别建立技术指导线上聊天群，建立患者健康管理服务线上聊天群。为保护结核病、严重精神障碍患者隐私信息，不建立线上聊天群管理，而是由具体管理人员与患者建立一对一服务。

（5）**积分制管理**。针对一些患者依从性差、不配合健康管理等问题，推进慢性病一体化积分制管理，如参加社区举办的知识讲座，可获得积分兑换健康礼品（如血糖仪、血糖试纸、血压计、木糖醇等）。

96.

三明市如何开展
"两师两中心"标准化建设?

答:三明市以列入中国工程院重大战略咨询项目"全民健康管理工程研究"实证研究基地为契机,启动"两师两中心"(健康管理医师、疾病管理师和健康管理中心、疾病管理中心)标准化建设(图5-1),构建"院前健康管理系统、院中院后疾病管理系统"一体化网络服务平台,实现全方位信息化服务管理,使慢性病人群得到规范管理,使健康及亚健康人群不生病、少生病、晚生病。

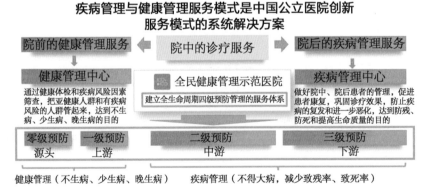

图 5-1　全疾病周期管理标准化建设图

（1）**组建健康管理医师和疾病管理师队伍。**一是统一"两师"遴选标准。全市 12 家总医院共推荐不少于 700 名 10 年以上临床资质的医师作为健康管理医师,不少于 700 名 15 年以上护龄的护师作为疾病管理师。健康管理医师要求掌握以零级、一级预防为核心的健康管理服务模式及技能,学会运用"六大处方",开展以防病及控制健康危险因素为目的、个性定制化的健康管理服务;疾病管理师要求掌握以二级、三级预防为核心的疾病管理服务模式及技能,学会运用"六大处方",协助专科医生及全科医生对患者开展个性定制化的疾病管理服务。二是开展"两师"同质化培训。采取线上+线下结合的形式,培训内容涉及疾病与健康管理相关实施流程、信息系统应用、运动处方、睡眠处方、中医非药物疗法等。截至2024 年 8 月,已有 1 420 名医生、护士组成"两师"团队,并全部通过统一结业考试。三是压实"两师"培训主体责任。将各地市中心医院培训环境、学员互动、培训宣传信息发布及课后课前测试平均成绩等项目纳入三明市医药卫生体制改革攻坚考评细则,并作为"两师"培训市级经费补助的重要依据。

（2）**建设全民健康管理中心。**由 12 家总医院分别牵头建设健康管理中心,主要开展三项工作:一是采取"问卷评估+常规体检+健康风险筛查+重大疾病隐患筛查+中医体检"等组合,为客户提供全方位的健康检查与健康现状评价。二是通过健康问卷调查,筛查出亚健康人群,开展健康管理工作,建立个人电子健康档案,定期跟踪回访。三是设置检后门诊,解读体检报告,识别患有疾病或有相关危险因素的人群,并通过系统平台分配到各临床科室,由各科室健康管理医师进行专科健康诊疗。患者出院后,健康管理医师为患者排期和制订随访计划,由疾病管理师进行随访,落实反馈"一病多方"践行情况、预约复诊等。

(3) **建设疾病管理中心。**疾病管理中心一般要求在医院内安排 100~200 平方米的专用场地,布置疾病管理信息系统、呼叫系统及 6~10 个座席。截至 2024 年 11 月底,三明市 12 家总医院疾病管理中心均已试运营并通过初级验收评审,占地面积合计 3 238 平方米,共配备疾病管理师 608 名,设置呼叫席位 78 个。各疾病管理中心按照每日门诊量的 10% 进行排期和随访,随访内容主要为提醒按时复诊以及各类健康处方落实情况。疾病管理中心的投用,既解决了患者出院后跟踪管理的短板,也提高了群众对疾病的自我管理能力。

(4) **建设一体化网络服务平台。**全市 12 家总医院和紧密型城市医联体依托全民健康管理信息化应用平台可实现 3 个方面功能:一是为患者提供营养筛查、评估、诊断、宣教、治疗等临床营养服务,开展患者心理评估和心理干预等;二是对接医院信息系统(HIS)、实验室信息系统(LIS)等,结合体检指标开展问卷调查,自动生成 18 种个人健康风险评估报告及"六大处方"健康风险干预管理方案;三是为患者直接预约下一次就诊医生、就诊日期,在随访过程中直接实现预约挂号,方便患者就诊。

97

三明市如何打造
全生命周期"六病共管"服务新模式?

答:三明市与上海瑞金医院创新医疗卫生合作模式,聚焦全生命周期健康管理,围绕肿瘤、代谢、心脑血管、呼吸、生殖、老年医学等疾病,发挥上海瑞金医院学科与医疗资源优势和三明医改机制体制创新优势,双方合作共建全生命周期"六病共管"体系,探索打造"防、筛、诊、治、管、康"一体化精准诊疗与数字化全生命周期管理模式。2024年2月,全生命周期"六病共管"中心揭牌成立,于4月正式开诊。下一步,将继续推进如下三项工作。

(1)共建"六病共管"中心。依托承接医院,通过上海瑞金医院输入"六病共管"标准指南。

(2)建设两大辅助应用中心和一大实训基地。围绕"六病共管"中心,建设疑难症分诊中心、前沿示范中心和实训基地,为三明市疑难症患者提供精准分诊与转诊通道,引入国际前沿药品和先进疗法,建立医疗健康人才培养梯队。

（3）**探索"六病共管"三明模式。**待"六病共管"模式更加成熟时，上海瑞金医院将与三明市共同总结三明管理经验，实现从临床到产业发展的成果转化，为全国医改和健康中国建设探索更多可复制、可推广的经验做法。

98.

三明市在健康影响
评估上有哪些探索？

答：为加快推进健康三明建设，推动"把健康融入所有政策"，三明市于2023年7月起，开展健康影响评估制度建设。

（1）评估主体。公共政策（如教育、医疗保障、社会保障、环境保护、公用事业等）由政策制定部门组织开展健康影响评估。工程和项目（如：新、改、扩建城市道路、公园、机场、车站、交通等公共建设工程项目），按照现有相关法律规定必须执行的影响评估（如环境影响评估、社会影响评估、卫生学评估等），由负责该类影响评估的单位按照相关规定和既定评估路径进行健康影响评估。建立健康影响评估专家库，由卫生健康、法律法规、高等院校、科研机构、机关企事业有关单位、新闻传播等相关领域专家组成，负责为健康影响评估工作提供技术支持。

（2）评估范围。遵循大健康理念，以影响健康的健康环境（包括空气质量、水质量、土壤质量、噪声、废物处理、能源的清洁性、病媒生物、绿化环境、公共场所的卫生和安全、职业健康危害、建设公共体育设施场地）、健康服务（包括医患关系改善、重点人群健康服务、应急救援、卫生健康主题活动等)、健康行为(包括合理膳食、"三减三健"、控烟、参加体育锻炼、控制腰围和体重、预防青少年近视、社会心理健康等)为依据,评估相关政策、规划和工程、项目是否存在直接或间接影响健康的因素,并针对可能存在的健康风险因素,提出改进对策和建议。

(3) **评估程序**。一是评估申报。政策制定机关对需要提请开展健康影响评估的拟定政策,填写健康影响评估备案登记表和健康影响评估筛选清单,三明市爱国卫生运动委员会办公室(以下简称"爱卫办")受理后,书面通知健康影响评估专家,3 日内对提交的政策是否需要健康影响评估进行确认,如所拟定政策涉及健康相关因素和健康问题,由政策拟订部门组织开展健康影响评估。二是专家评估。实施健康影响评估时,采用"(2+X)模式"组成专家组(其中"2"为卫生健康领域专家和法律法规领域专家,"X"为拟决策领域的相关专家),提出评估结论和促进健康的建议,并将评估结论提交实施主体。三是评估时限。原则上评估过程一般不超过 7 天,评审对象特别重大的,评估过程不超过 15 天。

(4) **结果运用**。评估通过的,由政策制定机关将评估报告报市爱卫办备案。没有通过的,由政策制定机关根据评估建议进一步修改完善,并经健康影响评估专家组再次评估确认,形成评估报告报市爱卫办备案。政策制定机关充分尊重健康影响评估意见和建议,参考最终评估结论,做最终决策使用。

99.

三明市在社会共治、
医防协同、医防融合方面做了哪些探索？

答:三明市从机制、人员、经费、业务等方面探索推进医防融合工作。

（1）**完善运行机制**。在总医院设立"医防融合办公室"，由总医院院长担任办公室主任，疾控中心、妇幼保健院等医疗卫生机构的主要领导担任办公室副主任。负责建立规章和管理制度，沟通协调各级医疗卫生机构，统筹推进各项医防融合项目落地见效。

（2）**畅通人员交流通道**。按照"人员双向流动、定期轮岗、按岗调配"的原则，疾控机构与医疗机构互派人员交流锻炼、驻点工作、见习交流，深度参与对方单位工作，时间不少于 6 个月。

（3）**落实经费保障**。各总医院按照辖区常住人口 10 元/人标准，预留医防融合工作经费，依据资金跟着项目走的原则，按照医防融合项目实际需求灵活分配经费，充分发挥保障作用。

（4）**推进实施医防融合重点项目**。持续推动"两师两中心"建设，全方位干预健康问题和影响因素，创建一批健康促进县(区)、医院,推行健康生活方式,提升居民健康素养。以肿瘤、心脑血管系统、呼吸系统、代谢系统、生殖医学以及老年医学六个学科疾病为切入点,建设全生命周期"六病共管"中心,打造"防、筛、诊、治、管、康"一体化精准诊疗与数字化全生命周期管理体系。

100.

三明市下一步
深化医改有哪些考虑？

答:三明市将全面贯彻习近平新时代中国特色社会主义思想,深入贯彻落实党的二十大和二十届三中全会精神,在福建省委、省政府的正确领导下,在国家卫生健康委等部委的指导下,坚持以人民健康为中心,在巩固解决"看病难""看病贵"成果的基础上,推动三明医改朝着"看好病""大健康"走深走实。2024 年 9 月,三明市委、市政府印发《三明市深化医药卫生体制改革行动方案》,明确了政府办医责任、健康管理组织、医疗保障服务、健康绩效考评监督 4 个方面 22 项重点任务。

(1) **探索建设健康服务共同体。** 以紧密型县域医共体和城市医疗集团为基础,探索打造城乡一体、医防融合、健康管理、中西医并重的整合型健共体,建立政府主导、部门协同、社会参与的工作机制,推进医防协同、医养结合、医校合作、体卫融合等有效衔接,形成"预防—保健—治疗—康复—健康管理"一体化全周期健康服务模式。

(2) **持续深化"三医"协同发展和治理。** 加大医保筹资力度,做好大学生、外出务工人员等群体参保工作,力争应保尽保。持续从药品耗材、无效检查和重复检查中找空间,健全城镇职工基本医疗保险门诊共济保障机制,逐步提高门诊待遇保障水平。加大"三明普惠医联保"推广力度,织密群众健康保障网。推动城市医院常态化支援县级医院和基层医疗卫生机构,健全医师基层执业长效机制,形成与三明经济发展水平相适应的分级诊疗模式。

（3）**持续推进公立医院高质量发展**。抓好中央财政支持公立医院改革与高质量发展示范项目,深化与国内高水平医院合作共建,加快建设三明市第一医院、三明市永安总医院、尤溪县总医院3个省级区域医疗中心,开展"医疗服务提升年"活动,加强临床重点专科建设,不断提升市级医院急危重症和县级医院常见病诊治能力。实施中医药"十百千"人才培养工程,大力推广中医药特色技术,建设中医药传承创新中心,建立体质辨识、健康咨询、特色干预"三位一体"服务新机制,提升中医药全人群全生命周期服务能力。

（4）**持续完善全民健康管理**。加快"六病共管"体系各诊疗中心建设,筹建三明健康研究院,逐病种、逐专科打造"防、筛、诊、治、管、康"一体化精准诊疗与数字化全生命周期管理模式。加快推进"三明采购联盟"按病种开展药品耗材集采。完善医防融合机制,建好三明全民健康数字平台,落实公立医院公共卫生职责,强化疾病筛查和综合干预,做实"两师两中心"。

后　记

　　本书内容以三明市深化医药卫生体制改革为主线，通过对三明医改的改革历程、改革路径、改革举措等方面的回顾和总结，编写形成了系统全面、逻辑严密、内涵丰富的《三明医改百问》，以飨读者，希望为全国全面深化医药卫生体制改革贡献绵薄之力。

　　三明医改之所以能在全国深化医改中蹚出路子、成为典型，主要在于党中央、国务院对三明医改工作的高度关心支持，中央全面深化改革委员会办公室、中央机构编制委员会办公室一直的关注与指导，福建省委、省政府的正确领导；特别感谢财政部、国家卫生健康委、国家市场监督管理总局、国家医疗保障局长期以来的全力支持和帮助；感谢国家发展改革委、人力资源社会保障部等国家有关部委和福建省直有关部门，以及海内外专家学者、各大新闻媒体、社会各界的关心关爱。

　　正因为有了各级各界的支持，三明医改才能协同推进、不断深化，希望本书的出版能帮助社会各界更多地了解三明医改，能为医改工作者因地制宜学习借鉴"三明医改经验"带来启发，能为后继者的深入研究奠定基础，进一步推动深化医药卫生体制改革向纵深发展。